Zwei Philosophen der Medizin – Leibniz und Jaspers

Hubertus Busche
Thomas Fuchs

Zwei Philosophen der Medizin – Leibniz und Jaspers

Aus der Vortragsreihe der Medizinischen Gesellschaft Mainz e.V.

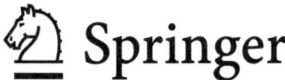

Hubertus Busche
Institut für Philosophie
FernUniversität in Hagen
Institut für Philosophie
Hagen
Deutschland

Thomas Fuchs
Klinik für Allgemeine Psychiatrie
Universitätsklinikum Heidelberg
Klinik für Allgemeine Psychiatrie
Heidelberg
Deutschland

ISBN 978-3-662-54024-4   ISBN 978-3-662-54025-1   (eBook)
DOI 10.1007/978-3-662-54025-1

Die Deutsche Nationalbibliothek verzeichnet diese Publikation in der Deutschen Nationalbibliografie; detaillierte bibliografische Daten sind im Internet über http://dnb.d-nb.de abrufbar.

© Springer-Verlag GmbH Deutschland 2017
Das Werk einschließlich aller seiner Teile ist urheberrechtlich geschützt. Jede Verwertung, die nicht ausdrücklich vom Urheberrechtsgesetz zugelassen ist, bedarf der vorherigen Zustimmung des Verlags. Das gilt insbesondere für Vervielfältigungen, Bearbeitungen, Übersetzungen, Mikroverfilmungen und die Einspeicherung und Verarbeitung in elektronischen Systemen.
Die Wiedergabe von Gebrauchsnamen, Handelsnamen, Warenbezeichnungen usw. in diesem Werk berechtigt auch ohne besondere Kennzeichnung nicht zu der Annahme, dass solche Namen im Sinne der Warenzeichen- und Markenschutz-Gesetzgebung als frei zu betrachten wären und daher von jedermann benutzt werden dürften.
Der Verlag, die Autoren und die Herausgeber gehen davon aus, dass die Angaben und Informationen in diesem Werk zum Zeitpunkt der Veröffentlichung vollständig und korrekt sind. Weder der Verlag, noch die Autoren oder die Herausgeber übernehmen, ausdrücklich oder implizit, Gewähr für den Inhalt des Werkes, etwaige Fehler oder Äußerungen. Der Verlag bleibt im Hinblick auf geografische Zuordnungen und Gebietsbezeichnungen in veröffentlichten Karten und Institutionsadressen neutral.

Umschlaggestaltung: deblik Berlin
Fotonachweis Umschlag: © Ullsteinbild.de

Gedruckt auf säurefreiem und chlorfrei gebleichtem Papier

Springer ist Teil von Springer Nature
Die eingetragene Gesellschaft ist Springer-Verlag GmbH Deutschland
Die Anschrift der Gesellschaft ist: Heidelberger Platz 3, 14197 Berlin, Germany

Geleitwort

Die seit dem Jahr 1951 bestehende Medizinische Gesellschaft Mainz e.V. widmet sich medizinisch-wissenschaftlichen Themen und fördert den Austausch der Medizin mit den Natur- und Geisteswissenschaften. Regelmäßige Veranstaltungen, in denen aktuelle Fragen der Medizin sowie der Natur- und Geisteswissenschaften behandelt werden, stellen die Verbindung einerseits zwischen den Wissenschaftlern her und andererseits zwischen der Wissenschaft und der Bevölkerung – also ganz im Sinne des Akademiegedankens von G. W. Leibniz aus dem Jahr 1700.

Ausgewählte Vorträge sollen einer breiten Öffentlichkeit in Buchform zur Verfügung gestellt werden. Das vorliegende Buch widmet sich den Verdiensten, die zwei große Denker für die Medizin erlangt haben. Der Universalgelehrte G. W. Leibniz und der Philosoph und Psychiater K. T. Jaspers haben auf ganz unterschiedliche Weise und in verschiedenen Epochen – Leibniz im 17. und 18., Jaspers im 20. Jahrhundert – Großes geleistet, das bis in unsere Zeit nachwirkt und weit über die Medizin hinausgeht.

Die Autoren dieses Buchs sind anerkannte Experten der Werke von Leibniz und Jaspers.

Herr Prof. Busche, Philosoph, hat sich insbesondere mit Leibniz' Schriften zum Naturrecht, seinen Konzepten zur Monadenlehre und zur prästabilierten Harmonie sowie nicht zuletzt mit Leibniz' Zielen zur Verbesserung der Medizin beschäftigt. Sein Beitrag „Leibniz und die Medizin – Impulse für das 21. Jahrhundert" stellt eindrucksvoll die Leistungen und die Reformpläne von Leibniz für die Medizin dar.

Herr Prof. Fuchs, Psychiater und Philosoph, widmet sich als Lehrstuhlinhaber der Karl-Jaspers-Professur der Universität Heidelberg den Werken von Jaspers und arbeitet wissenschaftlich an psychopathologischen Fragestellungen. Sein Beitrag „Karl Jaspers – Denker der Grenze" schildert das Wirken von Jaspers in der Verbindung von Psychiatrie und Philosophie und greift auch die Bedeutung des politischen Zeitgeschehens für Jaspers auf.

Den Autoren gebührt unser ausdrücklicher Dank; ohne ihre nachhaltige Arbeit und ihre intensive Beschäftigung mit den Gelehrten wäre dieses Buch nicht zustande gekommen.

Darüber hinaus gilt unser Dank dem Springer-Verlag in Heidelberg, Frau Dr. A. Horlacher und Frau Y. Bell.

Die Medizinische Gesellschaft Mainz e.V. dankt auch dem Wissenschaftlichen Vorstand und Dekan des Fachbereichs Universitätsmedizin der Johannes Gutenberg-Universität Mainz, Herrn Prof. Dr. U. Förstermann, für die Unterstützung bei der Herausgabe dieses Bandes.

Für den Vorstand der Medizinischen Gesellschaft Mainz

Prof. Dr. Monika Seibert-Grafe und Univ.-Prof. Dr. Theodor Junginger

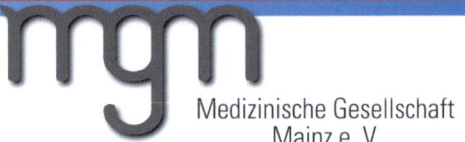

Vorwort

Im vorliegenden Buch werden die Leistungen gewürdigt, die zwei große Denker und Gelehrte auch für die Entwicklung der modernen Medizin erbracht haben: Gottfried Wilhelm Leibniz' Wirken und seine Impulse für die Medizin werden von Hubertus Busche dargestellt, Karl Jaspers' Werk und seine Verdienste von Thomas Fuchs.

Beide Denker beschränkten ihr Interesse und ihr Schaffen nicht auf ein einzelnes Gebiet, und sie haben entscheidende Entwicklungen in Medizin und Philosophie angestoßen. Ihre Leistungen und Visionen wirken bis in die heutige Zeit und sind so im besten Sinne „nachhaltig". Nicht umsonst heißt der wichtigste Forschungsförderpreis in Deutschland Gottfried Wilhelm Leibniz-Preis, und nicht ohne Grund hat die Universität Heidelberg eine Karl-Jaspers-Professur und einen Karl-Jaspers-Preis eingerichtet.

Gottfried W. Leibniz beschäftigte sich vor über 300 Jahren mit allen Wissenschaften seiner Epoche und erzielte bahnbrechende Erfolge in den Rechts- und Naturwissenschaften, in Mathematik, Theologie und Philosophie, um nur einige Gebiete zu nennen. Weitgehend unbekannt ist, dass Leibniz auch ein großer Denker – ja Vordenker – in der Medizin war. Früh erkannte er, dass sich die Medizin seiner Zeit in einem jämmerlichen Zustand befand. Der Beitrag von H. Busche lässt uns erkennen, dass Leibniz einer der ganz großen Impulsgeber für die Entwicklung der Medizin war, deren Segnungen uns heute, gleichwohl nicht ohne „Nebenwirkungen", zugutekommen. Nach der Einführung in das Wirken von Leibniz werden seine Ansicht zum „Geist der Medizin" und vor allem seine Auffassung zum Zusammenhang von Körper, Geist und Seele erläutert. Es wird dargestellt, wie außerordentlich wichtig es ihm war, dass die Medizin eine wissenschaftliche Basis erhält, um sich als fortschrittsorientierte Disziplin zu entwickeln. „Wer überführt endlich die Medizin in eine Wissenschaft?", so schrieb er 1677. Des Weiteren werden die Ziele beschrieben, die Leibniz mit der Verbesserung der Medizin verband, und schließlich seine Pläne zur Reform des Gesundheitswesens.

Karl Jaspers, Arzt, Psychiater und Philosoph, lebte rund 250 Jahre später als Leibniz. Auch er wirkte über die Grenzen seiner Fachgebiete hinaus und verknüpfte verschiedene Disziplinen miteinander – zum Nutzen der Patienten, der Wissenschaften und der Gesellschaft. Nicht zuletzt brachte er sich wirkungsvoll und verantwortlich in die gesellschaftspolitische Debatte der Nachkriegszeit ein. Der Beitrag von T. Fuchs zeigt die Entwicklung Jaspers' vom Psychiater zum Philosophen und lässt erkennen, dass seine philosophische Beschäftigung mit den menschlichen Grenzsituationen und sein politisch-moralisches Engagement auch durch die eigenen Erlebnisse geprägt waren. Der Beitrag stellt Jaspers' Leben und Werk vor und untersucht dann den von ihm geprägten Begriff der *Grenzsituationen* im Zusammenhang mit psychischen und existenziellen Krisen. Es wird deutlich, dass Jaspers' Werk das eines Grenzgängers ist, der in seinem Spätwerk die Grenzen der abendländischen Philosophie durch die Auseinandersetzung mit der interkulturellen Weltphilosophie überschritt.

Hagen und Heidelberg, im Februar 2017

Prof. Dr. Hubertus Busche
Prof. Dr. Dr. Thomas Fuchs

Inhaltsverzeichnis

1	**Leibniz und die Medizin** 1
	Hubertus Busche
1.1	Leibniz als Wissenschaftsreformer 3
1.2	Leibniz' Schriften und Verhältnis zur Medizin 6
1.3	Körper, Geist und Seele – Zweck und Gegenstand der Medizin 9
1.4	Resümee 24
	Literatur 24
2	**Karl Jaspers – Denker der Grenze** 27
	Thomas Fuchs
2.1	Einleitung 28
2.2	Biographie 29
2.3	Jaspers' Philosophie 33
2.4	Jaspers' Begriff der Grenzsituation 34
2.5	Grenzsituation und Psychopathologie 35
2.6	Zusammenfassung 40
	Literatur 41
	Serviceteil 43
	Stichwortverzeichnis 44

Leibniz und die Medizin

Impulse für das 21. Jahrhundert

Hubertus Busche

1.1 Leibniz als Wissenschaftsreformer – 3

1.2 Leibniz' Schriften und Verhältnis zur Medizin – 6

1.3 Körper, Geist und Seele – Zweck und Gegenstand der Medizin – 9
1.3.1 Mechanizismus, Dynamismus, Psychomorphismus – 10
1.3.2 Leibniz' Diagnose des Zustands der zeitgenössischen Medizin – 18
1.3.3 Leibniz' Strategie für die Reform des Gesundheitswesens – 19

1.4 Resümee – 24

Literatur – 24

© Springer-Verlag GmbH Deutschland 2017
H. Busche, T. Fuchs, *Zwei Philosophen der Medizin – Leibniz und Jaspers*,
DOI 10.1007/978-3-662-54025-1_1

> **Auf den Punkt gebracht**
> **Leibniz und die Medizin heute**
> Gottfried Wilhelm Leibniz (1646–1716) zeigt als Universalgelehrter auch in Sachen Medizin einen hohen Wissensstand. Seine zahlreichen Schriften zur Medizin lesen sich wie ein Programm für das 21. Jahrhundert. Beseelt vom Interesse, zwecks Vermehrung der öffentlichen Wohlfahrt den Zustand der zeitgenössischen Heilkunst und des Gesundheitswesens zu reformieren, wird Leibniz zum Vordenker des medizinischen Fortschritts. Hierfür formuliert er eine erstaunlich modern anmutende Strategie. Sie setzt zum einen auf systematische Ursachenforschung, Mathematisierung und Technisierung, zum anderen auf politische Koordination (über Akademien) und Vermehrung des Wissens sowie Schaffung kluger Anreizstrukturen zur Förderung gut ausgebildeter Ärzte.
> Zu Leibniz' modernen Anregungen gehören die Etablierung einer Forschungskultur auf der Grundlage von Tierexperimenten und optimierten Instrumenten für Diagnostik und Therapie, die Vorwegnahme von Biostatistik und Biometrie in Form der Einführung von Krankheits- und Interventionsregistern sowie kontrollierten prospektiven Studien, die Aufklärung und Einbeziehung des Patienten zur frühzeitigen Erkennung von Krankheiten und zur Reduktion von Risiken durch die Lebensführung, die Sicherung der medizinischen Versorgung der Bevölkerung durch ein flächendeckendes Netz von Gesundheitsbehörden und Ärzten sowie schließlich die Gewinnung qualifizierter Ärzte durch gute Bezahlung und Verhinderung des heute viel beklagten Braindrains.

Gottfried Wilhelm Leibniz war einer der vielseitigsten Geister, die je gelebt haben. Er beschäftigte sich mit allen Wissenschaften seiner Epoche und war einer der letzten „Universalgelehrten". Seine Fähigkeiten und sein enzyklopädisches Wissen führten zu zahlreichen bahnbrechenden Leistungen auf den unterschiedlichsten Gebieten. Er war gelernter Jurist, ja Rechtsgelehrter; Diplomat und Kirchenpolitiker; Logiker, Mathematiker und Naturforscher sowie Erfinder verschiedenster technischer Geräte wie Rechenmaschinen und Bergbauförderanlagen; er war Wissenschaftsreformer und Bibliothekar; Historiker und Sprachforscher; und er war, selbstverständlich, Theologe und Philosoph. Weitgehend unbekannt ist jedoch, dass Leibniz ein großer Kopf auch in der Medizin war. Im Folgenden wird ein Überblick über Leibniz' Beziehung zur Medizin und seine Bedeutung für die Medizin gegeben. Hierbei soll gezeigt werden, dass Leibniz – wenn auch teilweise sehr mittelbar und indirekt – einer der ganz großen Impulsgeber für die Fortschritte der Medizin war, von deren zivilisatorischen Segnungen wir heute, obwohl nicht ohne „Nebenwirkungen", komfortabel leben.

Nach der Einführung in Leibniz' Wirken als Organisator und Reformer der Wissenschaften wird erläutert, was Leibniz unter dem „Geist der Medizin" versteht, und vor allem seine Auffassung vom Zusammenhang zwischen Körper, Geist und Seele geklärt. Es wird dargestellt, welche große Bedeutung Leibniz der Medizin beimisst und welche dringlichen Verbesserungen er anstößt, damit die Medizin eine wissenschaftliche Basis erhält, um sich als fortschrittsorientierte Disziplin zu entwickeln. Darüber hinaus werden die Ziele beschrieben, die Leibniz mit der Verbesserung der Medizin verbindet, und schließlich seine Pläne zur Reform des Gesundheitswesens vorgestellt (◘ Abb. 1.1).

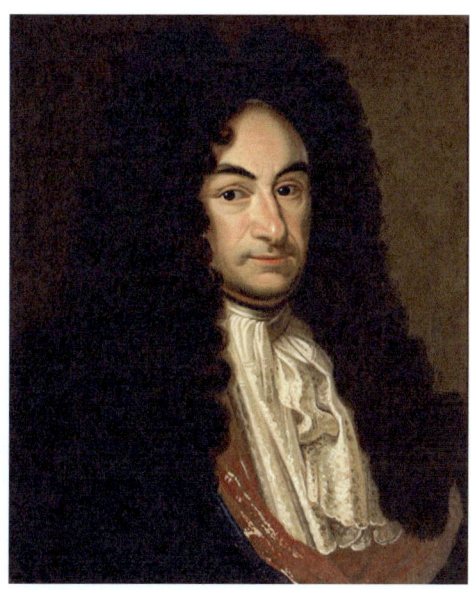

◘ **Abb. 1.1** Porträt Gottfried Wilhelm von Leibniz, Andreas Scheits, Bibliothek Hannover. (Public domain, via Wikimedia Commons)

1.1 Leibniz als Wissenschaftsreformer

Leibniz wurde 1646 in Leipzig geboren und starb 1716 in Hannover. Eine kurze Vita dieses so vielfältig tätigen und produktiven Menschen zu formulieren würde seinen außerordentlichen Leistungen in keiner Weise gerecht. Er war ein erstaunlich vielseitig begabter Mensch mit außergewöhnlichen Fähigkeiten, arbeitete in nahezu allen wissenschaftlichen Fachrichtungen seiner Zeit und korrespondierte mit rund 1.300 Briefpartnern, zu denen die berühmtesten Gelehrten seiner Zeit gehörten. Von ihm wurden über 50.000 Schriftstücke hinterlassen (mit rund 20.000 Briefen), die das Leibniz-Archiv in Hannover aufbewahrt. Obwohl die Veröffentlichung seiner Schriften und Briefe in den Riesenbänden der Akademie-Ausgabe bereits 1923 begann, ist erst ungefähr die Hälfte seines Nachlasses veröffentlicht. Angesichts des Leibniz'schen Universalgenies hat schon Friedrich der Große behauptet, dass Leibniz eine ganze Akademie der Wissenschaften „auch alleine hätte repräsentieren können". Und so war es kaum ein Zufall, dass es ausgerechnet Leibniz war, dem die Deutschen die Gründung einer Akademie der Wissenschaften zu verdanken haben. Leibniz wurde zum einflussreichsten Reformer für die Neuorganisation der Wissenschaften in Deutschland, sodass auch heute noch zahlreiche wissenschaftliche Institutionen und Preise seinen Namen tragen. Schon der 24-jährige Leibniz korrespondierte zum einen mit Heinrich Oldenburg, dem Sekretär der Royal Society in London, zum anderen mit Jean Chapelain, dem Mitbegründer der Académie Française in Paris. Weil es Leibniz schmerzte, dass Deutschland noch keine derartige Akademie besaß, sondern noch im wissenschaftspolitischen Dornröschenschlaf schlummerte, entwarf er 1671 gleich zwei an Kaiser Leopold adressierte Programmschriften in deutscher Sprache: Das „Bedenken von Aufrichtung einer Akademie oder

Sozietät in Deutschland zu Aufnehmen der Künste und Wissenschaften" und den entsprechenden „Grundriss" dieser Denkschrift.

Die erstgenannte Schrift beginnt Leibniz mit unmissverständlichen Worten:

> Es ist uns Teutschen gar nicht rühmlich, daß da wir in erfindung großen theils mechanischer, natürlicher und anderer künste und wißenschafften die ersten gewesen, nun in deren vermehr- und beßerung die lezten seyn. (A IV 1, 543, S. 21 ff.)[1]

Und Leibniz fügt hinzu: Nachdem die Renaissance der Künste und Wissenschaften fast überall in Europa „das liecht angezündet" und fast „alle nationen" erweckt habe, seien wir Deutschen „die ein[z]igen die da schlaffen, oder lezten die da auffwachen" (ebd., A IV 1, 548, S. 1 f.). Die Deutsche Akademie der Wissenschaften, dieses Lebens- und Herzensziel, dem sich Leibniz verschrieb, sollte erst 30 Jahre später in Berlin institutionalisiert werden. 1700 wurde Leibniz zum Gründungspräsidenten der „Kurfürstlich Brandenburgischen Societät der Wissenschaften" bestellt, die ab 1701 „Königlich Preußische Societät der Wissenschaften" hieß (zu Leibniz' Rolle und seinen Plänen bei der Akademiegründung vgl. Schneiders 1975; Brather 1993; Knobloch 1996; Vierhaus 1999; Bredekamp 2002; Joos 2012).

Seine beiden Schriften zur Gründung der Akademie verfasste er in Mainz am Hofe des Erzbischofs und Kurfürsten Johann Philipp von Schönborn, in dessen Diensten er von 1668 bis 1671 eine große Rechtsreform betrieb. Diese vier Lehrjahre in Mainz dürften als die geistig konzentriertesten und fruchtbarsten Jahre in Leibniz' ganzem Leben gelten. Es gibt kaum einen großen Gedanken, den er nicht in Mainz schon entwickelt oder zumindest angedacht hätte.

Leibniz' Hauptinteresse an der Akademiegründung war die praktische Nutzbarmachung des Wissens. Nach den vielzitierten Worten aus Leibniz' späterer „Denkschrift über die Errichtung einer Churfürstlichen Societät der Wissenschaften" (1700) muss sich „das Werk sammt der Wissenschaft auf den Nutzen richten. (…) Wäre demnach der Zweck, theoriam cum praxi zu vereinigen, und nicht allein die Künste und die Wissenschafften, sondern auch Land und Leute, Feld-Bau, Manufacturen und Commercien, und mit einem Wort die Nahrungs-Mittel zu verbessern". Die Theorie, die Erkenntnisse, stehen also für Leibniz stets im Dienste praktischer Interessen und letztlich im Dienste des öffentlichen Wohls oder Gemeinwohls (bonum publicum, bonum commune); deshalb dürfen die praktischen Interessen nicht mit plattem Nutzen verwechselt werden. Um praktische Interessen geht es Leibniz vielmehr bis in die hehrsten Wissenschaften hinauf, wie z.B. bei seiner Entwicklung einer interkonfessionellen Theologie, die die Streitpotenziale der christlichen Konfessionen, ja der Weltreligionen insgesamt reduzieren sollte. Entsprechend stellt schon der 20-jährige Leibniz 1666 fest: „Wenn wir die Disziplinen an sich betrachten, sind sie alle *theoretisch;* wenn wir ihre Anwendung betrachten, sind sie alle *praktisch.* (Si disciplinas in se spectemus, omnes sunt *theoreticae;* si usum, omnes *practicae.*)" (Dissertatio de arte combinatoria, A VI 1, 229, S. 1 f.).

Dieser Ausrichtung auf die Anwendungsbezogenheit allen Wissens entsprechen auch die Zwecke, die Leibniz mit seinen Akademieprojekten verfolgte. Sie lassen sich alle unter die Idee des öffentlichen oder „gemeinen Nutzens" subsumieren, der nach Leibniz „eins ist" mit der „Ehre Gottes" (A IV 1, 532, S. 33); und der Grundgedanke ist für das 17. Jahrhundert bahnbrechend:

---

1   Im Folgenden werden Leibniz' Werke so weit wie möglich nach der Akademie-Ausgabe (Sigle A) und nach den Philosophischen Schriften (hg. v. Gerhardt) (Sigle GP) zitiert; die Siglen werden im Literaturverzeichnis aufgeschlüsselt. Die in diesen Ausgaben nicht enthaltenen Werke werden nach der Chronologie ihrer Editionen nachgewiesen.

1.1 · Leibniz als Wissenschaftsreformer

Wissen ist das wichtigste Kapital für den Staat und das Gemeinwohl. Daher müssen Akademien zum einen das verstreute kollektive Wissen im Hinblick auf seinen praktischen Nutzen zugänglich machen und akkumulieren, zum anderen neues Wissen produzieren durch methodische Organisation, damit diese neuen Erkenntnisse in segensreiche staatliche Projekte einfließen können. Leibniz vergleicht diese kunstvolle Vermehrung des Wissenskapitals einerseits mit Geldern, die „ohn ende wachsen, sich selber mehren und viel 1000 Menschen nuzen können", andererseits mit einer „machine", die nach allen Regeln der Kunst „in schwang gebracht werden mus" (A IV 1, 537, S. 29 f. u. 28). Weil entsprechend die talentierten Leute oder „ingenia" von größerem volkswirtschaftlichen Nutzen seien als „gold, eisen, waffen, und anders", gebe es umgekehrt nichts Schädlicheres als eine Intelligenzflucht der „gescheiten" Leute ins Ausland (A IV 1, 549, S. 29–33). Dass sich Leibniz hier bereits mit dem wissenschaftspolitischen Phänomen des „braindrain" auseinandersetzt, zeigt einerseits, wie aktuell Leibniz' Überlegungen sind, und andererseits, dass die Abwanderung von Intelligenz aus dem Ausland bzw. deren Wiedergewinnung keine auf unsere Zeit beschränkte Erscheinung ist.

Dem primären Ziel der Nutzbarmachung des Wissens für die Allgemeinheit folgend, ist der Charakter der von Leibniz geplanten Akademie nicht etwa bloß literarisch und historisch, wie etwa bei der damaligen Académie Française, sondern eindeutig auch naturwissenschaftlich und technisch.[2] Daher ist es nicht verwunderlich, dass auch die Medizin hier eine bedeutende Rolle spielt, wie im Weiteren noch gezeigt wird. Die Hauptprojekte, die der 24-jährige Leibniz mit der „wiederbringung, auffrichtung, verbeßerung der wißenschafften und künste" verbindet (A IV 1, 546, S. 22 f.), muten heutigen Leserinnen und Lesern ungeheuer modern an:

Die erste, integrative Aufgabe der Akademie, „Künste und wißenschafften zu vermehren und zu verbeßern", soll vor allem dadurch realisiert werden, dass sich theoretische Wissenschaftler mit praxisorientierten Empirikern glücklich vernetzen und „gleichsam einen handel und commercium mit wißenschaften" beginnen (A IV 1, 538, S. 10, 29, 18).

Ein zweites Ziel der Leibniz'schen Akademie, „Rem literariam zu verbeßern", soll vor allem durch staatliche Förderung des Buchwesens und öffentlicher Bibliotheken erfüllt werden; auch sollen die bisherigen Wissensquellen übersichtlich nach Katalogen und Indizes magaziniert und von allen Büchern jeweils der „Kern" im Sinne eines Abstracts angefertigt werden (A IV 1, 539, S. 3–20).

Drittens sollen ganz besonders der öffentlichen Wohlfahrt dienliche Institutionen wie „Hospitäle, stipendia, waisenheuser, communitäten, Landschulen, ja gar universitäten" gegründet bzw. ausgebaut werden, ferner „armen studiosis unterhalt" in Form von Stipendien verschafft werden, um „ihre studia zu continuieren, und doch dabey mit ihren und der societät nuzen ihr brodt zu verdienen" (A IV 1, 539, 31 f., 21 f.).

Das vierte Ziel, „die Schuhlen zu verbessern", soll vor allem durch eine Stärkung der naturwissenschaftlich-technischen sowie der staatsbürgerlichen Fächer erfolgen:

> Die jugend nicht sowohl auff poëticam, logicam et philosophiam scholasticam, als realia: historiam, mathesin, geographiam, und physicam veram, moralia et civilia studia zu leiten.

Hierfür sollen in den Unterricht stärker „Kunst- und raritäten"-Kabinette, „Anatomiae-Cammern", „Apothecen", Gärten mit Heilpflanzen sowie „Thiergärten" einbezogen werden, damit

---

2 Das naturwissenschaftlich-technische Profil der Leibniz'schen Idee der Akademie wurde schon betont von Harnack 1900, 78, Anm. 1: „Er selbst, der große Metaphysiker, war ein realistischer und praktischer Denker."

durch ein derartig plastisch-sinnliches „Theatrum Naturae et Artis" die Schüler „von allen dingen lebendige impressiones und connoissance […] bekommen" (A IV 1, 540, S. 5, 7 f., S. 16–18).

Während die beiden letzten Hauptziele hier nicht näher erörtert werden müssen (6.: „Die Manufacturen zu verbeßern" und 7.: „Die Commercien zu verbeßern", A IV 1, 541, S. 29 u. 542, S. 8), soll umgekehrt das fünfte Hauptziel der Leibniz'schen Akademie im Folgenden ausführlich erläutert und um seine theoretischen Prämissen ergänzt werden. Es lautet: „Rem Medicam et Chirurgicam zu verbeßern" (A IV 1, 540, S. 27).

1.2 Leibniz' Schriften und Verhältnis zur Medizin

Das umfassende Ziel, „Rem Medicam et Chirurgicam zu verbeßern", schließt für Leibniz derartig viele Teilprojekte ein, dass diese hier nicht einmal alle genannt werden können. Da Leibniz' Reformpläne zum Gesundheitswesen später noch erörtert werden, genügt hier eine Beschränkung auf zwei Vorschläge: Außer der Mehrung anatomischer Untersuchungen bei „thieren und menschen" soll die Anamnese von Krankheiten durch systematische Erhebungen mit Fragebögen optimiert werden: „Exactissima interrogatoria Medica per artem combinatoriam zu formiren, damit keine circumstanz noch indication ohne reflexion entwischen könne". Darüber hinaus soll die Erforschung der Gesetzmäßigkeiten von Krankheiten auch dadurch verbessert werden, dass Gesundheitsstatistiken erhoben werden; hierfür soll jeder Bürger eine Art Gesundheits-Checkheft pflegen (ebd., A IV 1, 540, S. 26 u. 32 f.; 541, S. 3–5).

Angesichts des bedeutenden Stellenwertes, der der Verbesserung der Medizin schon in Leibniz' frühen Schriften zukommt, überrascht es nicht, dass Leibniz im Laufe seines Lebens zahlreiche Schriften zur Reform der Medizin verfasst hat, deren Titel allein aufzulisten bereits den Rahmen des Buches sprengen würde. Diese Schriften, die mit den frühen „Directiones ad rem medicam pertinentes" von 1671/72 beginnen (Leibniz 1976) (◘ Abb. 1.2), widmen sich einerseits der Verbesserung der Medizin als Wissenschaft, wie etwa die berühmte Schrift „De scribendis novis medicinae elementis" von 1682. Dazu gehören auch die Schriften zur epidemiologischen Statistik, wie der „Essay de quelques raisonnemens nouveaux sur la vie humaine et sur le nombre des hommes" oder die „Quaestiones calculi politici circa hominum vitam, et cognata". Andererseits beinhalten diese Reformschriften aber auch Vorschläge für die Verbesserung der Medizin als ärztliche Kunst sowie für die Verbesserung der Strukturen dessen, was wir heute „Gesundheitssystem" nennen. Wegen ihrer unmittelbar in Verwaltung und Politik eingreifenden Zielsetzung hat Leibniz diese Schriften oft in deutscher Sprache verfasst, wie etwa den „Vorschlag zu einer Medizinalbehörde" von 1680 oder die „Summarische punctation, die Medicinalische observationes betreffend, so durchgehends anzustellen und beständig fortzusetzen seyn möchten" oder auch den „Entwurff eines Artikels, so in die Hannoverischen medicinalischen Verordnungen kommen köndte".[3]

---

3 Die wissenschaftliche Publikation aller dieser Schriften bleibt der gerade erst begonnenen Reihe VIII der Akademie-Ausgabe überlassen: Naturwissenschaftliche, medizinische und technische Schriften, hg. von der Leibniz-Editionsstelle Berlin der Berlin-Brandenburgischen Akademie der Wissenschaften. Vorläufig sind sie unzulänglich ediert in der Kloppschen Ausgabe: Leibniz 1864–1866.

1.2 · Leibniz' Schriften und Verhältnis zur Medizin

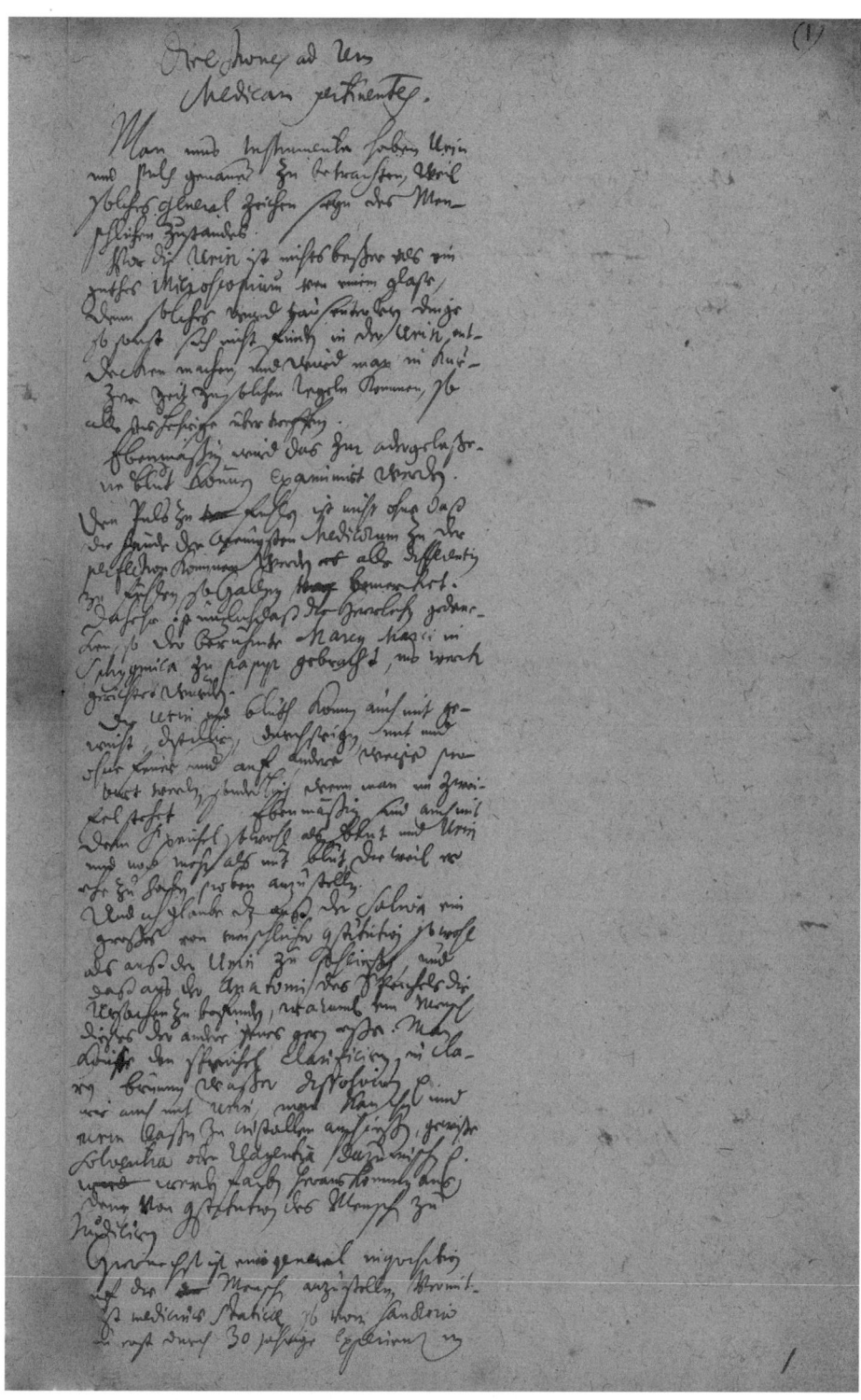

Abb. 1.2 Blatt 1 der „Directiones ad rem medicam pertinentes" (Gottfried Wilhelm Leibniz Bibliothek, Niedersächsische Landesbibliothek. Mit freundlicher Genehmigung der GWLB Hannover)

Leibniz' starkes Interesse an der Medizin bildet sich nicht nur in der Vielzahl seiner Schriften zur res medica ab. Leibniz steht vielmehr auch in regem Briefwechsel mit zahlreichen Medizinern und Theoretikern der Biologie. So führt er etwa eine langjährige Korrespondenz mit dem befreundeten Kieler Mediziner Günther Christoph Schelhammer, dem er mit grenzenloser Neugier anatomische und chirurgische Fragen vorlegt, den er zur Veröffentlichung seines medizinischen Lehrbuchs („Institutiones medicae") antreibt und dem er eine ganze „Reihe eigener Gedanken und Hypothesen" zur Beurteilung vorlegt, sodass man Leibniz einen „nicht unbeträchtlichen Anteil" an Schelhammers Lehrbuch zusprechen muss (Steudel 1960, S. 13; vgl. Leibniz 1980). Wertvolle briefliche Ratschläge erteilt Leibniz auch etwa Bernardino Ramazzini, dem Pionier der Arbeitsmedizin, der 1700 in „De morbis artificum" die erste geschlossene Darstellung von Berufskrankheiten vorlegt. Kurz vor der Veröffentlichung legt er Ramazzini ans Herz, nur ja nicht die Krankheiten der Bergleute zu vergessen, wie z.B. das „asthma montanum" oder die „Hüttenkatze", an der die Bleigießer litten (vgl. Steudel 1960, S. 14). Seit 1699 steht Leibniz auch im gelehrten Briefwechsel mit dem Hallenser Mediziner Friedrich Hoffmann, dem Erfinder der „Hoffmannstropfen", der mit Leibniz die naturwissenschaftliche Auffassung des Körpers teilt und ebenfalls viele Anregungen von Leibniz übernimmt. Zu erwähnen ist auch schließlich Leibniz' heftiger öffentlicher Streit mit dem ebenfalls in Halle wirkenden Mediziner und Chemiker Georg Ernst Stahl, einem der Begründer der Phlogistontheorie. Wie im Weiteren noch zu erläutern ist, sah Leibniz in Stahl den Exponenten einer rückständigen Auffassung dessen, was Medizin zu leisten habe (Steudel 1960, S. 17–25).

Die Medizinhistoriker des 20. Jahrhunderts attestieren Leibniz einhellig innovative Impulse für die Medizin. Man ist sich „in der Medizingeschichte einig", dass Leibniz „die Voraussetzungen und Möglichkeiten einer leistungsfähigen Medizin oft bestechend klar und zutreffend beurteilt hat" (Rothschuh 1969, S. 145). „Da Leibniz die Medizin in ihrer Herkunft, ihrem Erfahrungsschatz und ihren wissenschaftlichen Problemen überblickte, glaubte er sich berechtigt, beratend und lenkend in ihr Leben einzugreifen" und „Vorschläge zu ihrer Verbesserung zu machen". Wie kein anderer Nicht-Mediziner des 17. Jahrhunderts habe er „am wissenschaftlichen Fortschritt der Medizin aufs lebhafteste Anteil genommen und bis ins Alter Vorschläge zu ihrer Verbesserung gemacht" (Steudel 1960, S. 12). Kennzeichnend für Leibniz' manchmal schon leicht obsessives Engagement für medizinische Errungenschaften ist seine heftige Werbung für die Einführung der damals in Brasilien entdeckten Droge *Ipekakuanha*. In einer eigens an die *Academia Naturae Curiosorum* (Leopoldina) eingereichten Schrift spricht sich Leibniz für den Einsatz Ipekakuanhas als Husten- und Brechmittel sowie als Mittel gegen epidemischen Durchfall aus (vgl. Deichert 1919; Hartmann 1983, S. 258 ff.).

Die Medizinhistoriker bescheinigen Leibniz auch einen enormen Kenntnisstand in Sachen Medizin. Das betrifft seine Vertrautheit sowohl mit der empirischen Forschung als auch mit der Geschichte der medizinischen Theoriebildung. Was die empirische Forschung betrifft, so beruft sich schon der 17-jährige Leibniz, der für ein Semester an der Universität Jena studiert, auf Beobachtungen „ex Anatomicis (…) et doctrinâ de Nervis" (Notae ad Jac. Thomasium, A VI 1, 54, S. 17). Jena ist damals durch den Iatrochemiker Werner Rolfinck (Rohlfing) – ein Onkel Schelhammers – eine Hochburg der Anatomie, und es ist wahrscheinlich, dass Leibniz hier auch an Sektionen teilnahm. Als er in Jena studiert, ist Leibniz auch Mitglied einer „Societas Quaerentium", als er in Leipzig studiert, Mitglied der „Societas Conferentium Lipsiensium", in Nürnberg ist er sogar der Sekretär einer Alchemistischen Gesellschaft. Seit seiner Studienzeit stürzt sich Leibniz auf jede bedeutendere Publikation zur Medizin. Steudel bilanziert: Was die „medizinischen Autoren" seines Jahrhunderts betrifft, dürfte Leibniz „keine wichtige Publikation (…) entgangen sein" (Steudel 1960, S. 11). Die noch in Hannover liegenden Exzerpte Leibnizens aus medizinischen Werken umfassen Hunderte von Seiten und betreffen eine Vielzahl medizinischer Teilgebiete und Krankheiten.

Eine gleich große Belesenheit zeigt Leibniz auch hinsichtlich der medizinischen Doktrinen: „Er besaß eine eingehende Kenntnis der Hippokratischen Schriften und hat daraus zitiert, um eigene Thesen zu stützen." (Steudel 1960, S. 11) Und er kannte die großen Lehrbücher zur medizinischen Dogmengeschichte. Es ist bezeichnend, dass er sowohl Daniel Le Clerc (den Verfasser der damals berühmten *Histoire de la médecine*, Genf 1696, als auch den schon erwähnten Schelhammer (mit seiner *Ars medendi vindicata*, Kiel 1704) – beide Medizinhistoriker – bestürmte, sie möchten doch in ihre Darstellungen die Gegenwartsdebatten einbeziehen, damit viele gebildete Menschen ein umfassendes Wissen von der Geschichte der medizinischen Lehrmeinungen bekämen.[4]

Nach diesem kurzen Abriss zu Leibniz' Verhältnis zur Medizin soll im Folgenden erläutert werden, was Leibniz für den Geist der Medizin hielt und wie er Zweck, Methoden und Fortschritte der Medizin als Wissenschaft verstand.

1.3 Körper, Geist und Seele – Zweck und Gegenstand der Medizin

Es gibt kaum einen besseren Zugang zu der zentralen Stellung, die Leibniz der Medizin im Kosmos der Wissenschaften zubilligte, als die Einleitung zu den „Elementen des Naturrechts", die Leibniz um 1670 (also vor fast 350 Jahren) in Mainz niederschrieb. Berauscht von der Bacon'schen Vision des naturwissenschaftlich-technischen Fortschritts, charakterisiert er sein Zeitalter als den Durchbruch zu den großen Entdeckungen und Erfindungen: Wir Menschen haben fast alle Elemente der Erdkugel unterworfen. Die Erde ist mit Verkehrsstraßen überzogen, das Wasser ist eingedeicht und mit Schiffen in Besitz genommen; die Luft- und die Äthersphäre eröffnen uns zunehmend ihre Geheimnisse durch die neu erfundenen Teleskope. Der Buchdruck hat zu einer Art Verewigung des Geistigen durch die Jahrhunderte hindurch geführt. Und das Schießpulver schließlich gab uns

> jene Blitze, denen keine Macht gleichzukommen vermag außer derjenigen, die menschliche Raserei ihr entgegenstellt. Wen wundert es da, dass, seitdem wir die Sieger über den Erdball sind, ein Feind übriggeblieben ist: nämlich in uns selbst. Und alle Dinge gehorchen uns, nur nicht der Mensch dem Menschen, nur nicht der Körper dem Geiste, nur nicht der Geist sich selbst. Das heißt (…), dass wir die Medizin der Körper und der Geister nicht kennen. Jene handhaben wir wie ein Geschäftsverwalter einen Auftrag aus Gewinnstreben, diese wie ein Schuljunge eine Lektion ohne Interesse; lernt er sie doch in der Hoffnung, sie wieder zu vergessen. (Elementa iuris naturalis, A VI 1, 459, S. 20–25)

Nach diesem Zitat kennt Leibniz gleich zwei Gebiete der Medizin. Neben der gewöhnlichen „medicina corporis", die unserer leiblichen Gesundheit dient, kennt er noch eine „medicina

---

4 An Sebastian Kortholt schreibt Leibniz am 20. Mai 1715: „Und umso mehr wird auch erhofft werden von den Nicht-Medizinern. Denn die Gelehrten lieben nicht nur die Lehrmeinungen, sondern auch deren Geschichte. (Eoque magis expetetur etiam a non Medicis. Homines enim eruditi non solum dogmata, sed et Historiam dogmatum amant.)" In diesem Zusammenhang verweist Leibniz auf das vorbildliche Buch *De Medicina ex autoribus veteribus non medicis* des Johan van Beverwijck (Beverovicius). (Leibniz 1768, Bd. V, S. 327)

animi", die der Pflege unseres Geistes dienen soll. Der Gedanke einer solchen „Geistesmedizin" geht auf Platon, Epikur und Cicero zurück. Während aber einige Zeitgenossen Leibnizens diese Geistesmedizin auf theoretische Belehrung, ja auf die Kunst des logischen Denkens reduzieren wollen – man denke an Tschirnhaus' *Medicina mentis*, Amsterdam 1687 –, versteht Leibniz unter der Medizin des Geistes gerade die Verbesserung der geistigen Funktionstüchtigkeit durch die beiden höchsten praktischen Wissensdisziplinen: die Ethik als Lehre vom Gerechten und die Politik als Lehre vom öffentlich Nützlichen.

Die Analogie zwischen beiden Arten von Medizin springt in die Augen: Wie die Körpermedizin den menschlichen Leib in seinem natürlichen Sollzustand erhalten muss, so ähnlich müssen Ethik und Politik den menschlichen Geist in seiner Gesundheit qua Funktionstüchtigkeit erhalten, wenn er den Herausforderungen im Geistigen gewachsen bleiben soll. Gerade wegen dieser elementaren Wichtigkeit beider Medizinen verdrießt es Leibniz besonders, dass die Körpermedizin aus bloßen Profitinteressen betrieben wird und die Geistesmedizin in einer derart langweiligen und lebensfremden Weise, dass man sie wie ein Schulkind wieder vergessen möchte.

In einem Brief an Joachim Bouvet erweitert Leibniz den Vergleich zwischen Körpermedizin und Geistesmedizin, indem er auf Seiten der Geistesmedizin noch die Theologie zur Ethik und Politik hinzunimmt:

> Die Medizin ist die am meisten notwendige unter den Naturwissenschaften. Wie die Theologie der Gipfel des Wissens über jene Dinge ist, die den Geist betreffen, und wie sie die Ethik und die Politik umfasst, so kann man ebenso gut sagen, dass die Medizin der Gipfel und sozusagen die Hauptfrucht unseres Wissens von den Körpern ist, in dem Umfang, wie die Körper mit uns in Verbindung stehen (…). (an Bouvet, 12. Dezember 1797, zit. nach Smith 2011, S. 26)

Dass Leibniz die Körpermedizin hier in die „sciences naturelles" einreiht, überrascht nicht. Dass er sie aber unter diesen als „la plus necessaire" einstuft, mag zunächst verblüffen. Diese Wertung hat offensichtlich folgende Begründung: Das Ziel der Medizin, die Gesundheit, ist zwar nicht das *höchste* Gut (summum bonum); dies ist vielmehr das Glück. Die Gesundheit ist jedoch, wie schon Hobbes und Descartes argumentiert hatten, das *erste* Gut (primum bonum), weil sie die Hauptbedingung für alle weiteren Glücksgüter darstellt. Gesundheit ist zwar keine Garantie für Lebensglück, doch umgekehrt fällt das Lebensglück umso schwerer, je weniger ein Mensch gesund ist.

Angesichts dieser zentralen Positionierung der Medizin im Globus der Wissenschaften stellt sich die Frage, welche Aufgaben und Disziplinen Leibniz der Medizin als Wissenschaft zuweist. Um hierzu Klarheit zu gewinnen, empfiehlt sich vorab ein Blick auf den Zustand der damaligen Medizin und auf die Kontroversen ihrer zeitgenössischen Vertreter.

1.3.1 Mechanizismus, Dynamismus, Psychomorphismus

Es sind vor allem zwei gegensätzliche Lager, die im 17. Jahrhundert den bis dahin immer noch stark mittelalterlich geprägten Geist der Medizin aufsprengen: Auf der einen Seite etabliert sich seit Descartes eine radikal mechanistische Auffassung vom Lebendigen und folglich auch vom menschlichen Leib und seiner Gesundheit. Wie schon Kepler das ganze Himmelssystem nach dem Vorbild eines riesigen Uhrwerks begriffen hatte, dessen Körper ihre Bewegungen nach mathematisch beschreibbaren Formeln vollführen, so versuchen jetzt die Cartesianer auch

1.3 · Körper, Geist und Seele – Zweck und Gegenstand der Medizin

den menschlichen Körper als eine komplizierte Maschine zu entschlüsseln, in der es prinzipiell keine okkulten Kräfte und keine übernatürlichen Bewegungsursachen gibt. Diesem *Mechanizismus* gemäß braucht die Medizin auch nicht mehr auf Prinzipien wie „Seele" oder „Leben" zu rekurrieren. Der menschliche Leib ist vielmehr nur ein besonders komplizierter Sonderfall im großen Weltmechanismus. Auch seine vegetativen, sensitiven und animalischen Prozesse und Funktionen erklären sich im Prinzip aus den verschachtelten Binnenbewegungen träger Masse (◘ Abb. 1.3). Das scheinbare Geheimnis des Lebendigen liegt bloß im unsäglich kunstvollen und komplexen Aufbau der natürlichen Maschine. Die Anhänger dieser mechanistischen Auffassung des Lebendigen hatten um 1660 bereits zahlreiche Universitäten Europas erobert, darunter insbesondere Leiden und Utrecht.

Schon vor der Etablierung dieses mechanistischen Welt- und Menschenbildes hatte sich mit der Renaissance ein zweites Lager gebildet, das gerade das Lebendige im Organismus aus verborgenen spirituellen und göttlichen Kräften zu erklären suchte. Dieser *Dynamismus*, der sich dem Mechanizismus entgegenstellt, hat seine Wurzeln zum einen im Neuplatonismus und Hermetismus, zum anderen in der Alchemie qua mittelalterlicher Experimentierkunst. Seine Vertreter, wie Agrippa von Nettesheim, Paracelsus, Johann Baptista van Helmont oder Francis Glisson, waren in der Praxis von der Hoffnung beseelt, durch chemische Verfahren neue Stoffe und Heilmittel mit neuen Wirkungen und Eigenschaften zu gewinnen. In der Theorie aber griffen sie auf die Existenz transmechanischer Kräfte zurück; diese heißen bei ihnen „Archaeus", „Blas" oder „Gas", „tinctura seminalis", „vis plastica", „vis insita" oder „spiritus insitus". Auch diese dynamistische und spiritualistische Doktrin in der Heilkunde wird in der Epoche, in der Leibniz zu wirken beginnt, von renommierten Universitätsmedizinern vertreten, insbesondere von den Anhängern der so genannten Iatrochemie, wie Franz de le Boë-Sylvius in Leiden oder Georg Wolfgang Wedel in Jena.

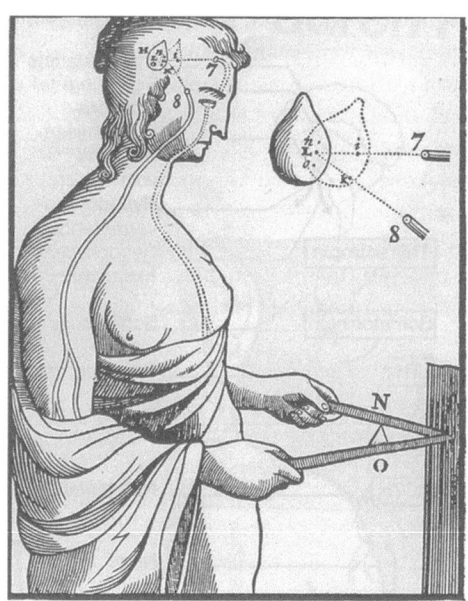

◘ Abb. 1.3 Die Epiphyse als Scharnier zwischen Reizleitung und Bewusstsein, aus Descartes' *De homine*, 1662. (Public domain, via Wikimedia Commons)

Beide Lager, die Mechanizisten wie die Dynamisten, sind sich immerhin in einem Punkt einig. Es verbindet sie die gemeinsame Gegnerschaft gegen die alte, noch stark mittelalterlich geprägte Medizin, die durch zwei Merkmale gekennzeichnet war: Zum einen dachte noch im 17. Jahrhundert die Mehrzahl der Ärzte „in den überlieferten Begriffen der Humoralpathologie und versuchte, mit der Lehre von den vier Körpersäften krankhafte Vorgänge zu erklären und auf dieser Grundlage zu heilen" (Steudel 1960, S. 7). Zum anderen gehörte zur mittelalterlichen Medizin auch die Aristotelische, genauer aber die dem Aristoteles im Mittelalter zugeschriebene Lehre vom lebendigen Körper. Diese alte Doktrin enthielt nicht nur eine Lehre von den Elementen und Qualitäten, sondern vor allem die Annahme, dass die Seele innerhalb des Organismus über ihr spezifisches Vermögen real wirkende Kräfte ausübe, mit denen sie die Lebensprozesse lenke. Diese alte, Aristoteles zugeschriebene Physiologie lässt sich demnach als eine *psychomorphe* Medizin charakterisieren (so auch Rothschuh 1969, S. 147 f.). Wir finden diese Doktrin, illustriert mit eindrucksvollen Grafiken, noch in Jean Fernels *De naturali parte medicinae* (Paris 1542). Ihr zufolge wird nicht nur die Muskelbewegung durch eine psychische „facultas movendi" hervorgerufen, nicht nur die Sinneswahrnehmung durch eine seelische „facultas sentiendi"; vielmehr wird sogar der Herzschlag durch eine genuin seelische „facultas pulsifica" verursacht. Diese Marotte, alle möglichen Körperfunktionen auf genuin seelische Kräfte zurückzuführen, hat Molière in seinem Theaterstück „Der eingebildete Kranke" (1673) eindrucksvoll parodiert, indem er einen Nachwuchsmediziner die sedative Wirkung des Opiums durch eine spezielle „virtus dormitiva" erklären lässt (Molière 1971, Bd. II, S. 1173).

Leibniz wäre nicht Leibniz, wäre nicht zum einen der Friedensstifter und Versöhner in der geistigen Welt, als den man ihn allenthalben kennt, und zum anderen nicht der differenziert denkende Befürworter des perspektivischen Prinzips in der Philosophie, wenn er nicht die Wahrheit letztlich auf alle drei Parteien verteilt sähe: Die Mechanizisten, aber auch die Dynamisten oder Spiritualisten und auch die Psychomorphisten in der Medizin haben jeweils ihr begrenztes Recht und irren nur in ihrer Einseitigkeit. Was Leibniz einmal von den Philosophenschulen im Allgemeinen schrieb, gilt erst recht für die Schulen der Naturphilosophie, die die Medizin geprägt haben: nämlich „dass sich, wenn man in den Grund der Dinge eindringt, bei der Mehrzahl der Sekten mehr Vernunft findet, als man glaubt". Wenn man nur den übergeordneten, integrativen Standpunkt einnimmt, „findet sich alles vereinigt wie in einem perspektivischen Zentrum, von dem aus der Gegenstand (der beim Anblick von jedem andern Orte aus verworren erscheint) seine Regelmäßigkeit und die Angemessenheit seiner Teile erkennen lässt. Am meisten hat man versagt aufgrund eines sektiererischen Geistes, mit dem man durch Zurückweisung der übrigen Systeme seinen Horizont einschränkte" (an Basnage de Beauval, Juli 1698, GP IV, S. 523 f.). Im Folgenden ist zu erläutern, bis zu welchem Punkt Leibniz jeder der drei genannten Parteien in der medizinischen Doktrin Recht gibt und ab welchem Punkt er jeder Partei Einseitigkeit vorwirft.

Zunächst ist die partielle Wahrheit des *Mechanizismus* zu begründen. Kaum eine Leibniz'sche Schrift könnte schon vom Titel her diese anteilige Wahrheit der mechanistischen Naturerklärung so pointiert zum Ausdruck bringen wie diejenige, die Leibniz zwischen 1680 und 1683 verfasst hat und die leider in der Akademie-Ausgabe immer noch nicht veröffentlicht ist: „Corpus hominis, quemadmodum cuiusque animalis, machina est quaedam" (Mahrenholtz 1990, S. 350–357; Pasini 1996, S. 217–227; Smith 2011, S. 290–296). Der Titel ist Programm: „Der menschliche Körper ist, wie der des Tieres auch, eine Maschine". Und Leibniz präzisiert ihren Typ als „machina hydraulico-pneumatica". Descartes und die Cartesianer hätten getost vor Beifall, wenn sie das gelesen hätten! Entsprechend dieser Auffassung, dass auch der menschliche Leib im Prinzip nichts anderes ist als ein kompliziertes Uhrwerk, definiert Leibniz auch

1.3 · Körper, Geist und Seele – Zweck und Gegenstand der Medizin

den Begriff der Medizin qua Körpermedizin. So schreibt er um 1682/83 in „De scribendis novis Medicinae elementis":

> Es steht fest, dass der menschliche Körper eine Maschine ist, die von ihrem Urheber oder Erfinder für bestimmte Funktionen vorherbestimmt wurde. Folglich heißt eine Medizin schreiben nichts anderes, als eine Methode vorzuschreiben für einen Mechaniker, der fähig ist, die ihm anvertraute Maschine zu erhalten, damit sie stets auf korrekte Weise operiere, ähnlich wie die Anweisungen, die für gewöhnlich den Kontrolleuren jener hydraulischen Maschinen vorgegeben werden, kraft deren Wasser durch eine ganze Stadt verteilt wird.

Diese Äußerungen sind so unmissverständlich mechanistisch, dass sich mancher die Augen reiben und fragen mag, wie ein solcher Mechanizismus vereinbar ist mit dem, was man als gebildeter Mensch doch vom Metaphysiker Leibniz gehört hat. Hat denn derselbe Leibniz nicht behauptet, dass die ganze Natur aus „Monaden" bestehe, also aus übernatürlichen Entitäten, und dass Gott sowohl zwischen diesen unendlich vielen Monaden als auch zwischen diesen und ihren Körpern eine „prästabilierte Harmonie" hergestellt habe? Wie soll das mit einem krassen Mechanizismus vereinbar sein? Genau das ist die Frage, die es zu beantworten gilt. Leibniz hat schon in seinen frühen Schriften die Legitimität der mechanistischen Erklärungsart der Natur gegen ihre konservativen Kritiker argumentativ verteidigt. Das Recht, die ganze Welt metaphorisch als eine „Maschine" oder als ein „Uhrwerk" zu betrachten, ergibt sich aus einem methodischen und einem ontologischen Argument.

Methodisch ist der Mechanizismus im Recht, weil nur er überhaupt etwas auf einsehbare Weise zu erklären vermag. Gegenüber einer auf okkulte Kräfte setzenden Naturphilosophie bedeutet nämlich „auf mechanische Weise erklären (mechanicé explicare)": „alles auf die Größe, Figur und Bewegung [von Körpern] zurückführen (omnia revocare ad magnitudinem figuram et motum [corporum]" (De actionibus ope aeris exercitis, A VI 2, 325, S. 25 f. u. 17). In Analogie zu einer Maschine erklären heißt also: Alles, was empirisch zugänglich ist, d.h. alle körperlichen Phänomene, als Wirkungen mathematisch beschreibbarer Bewegungen von passiven, durch Druck und Stoß getriebenen Materieteilchen zu erklären, ohne hierbei auf verborgene, z.B. fernwirkende Kräfte zurückzugreifen. Der Rekurs auf Zweckursachen hat für die mechanische Erklärung der Natur lediglich eine regulative Bedeutung. Man muss natürlich wissen, wozu eine Maschine, wie z.B. ein Uhrwerk, dienen soll, und den Zusammenhang der Teile entsprechend als ein funktionales Gefüge auffassen. Doch diese funktionale Ausrichtung muss nicht als ein wirkliches Bezwecktsein der Natur durch eine höhere Intelligenz interpretiert werden. Diese methodische Verteidigung des Mechanizismus ergänzt Leibniz durch eine *ontologische* Begründung. Sie besagt, dass der Gegenstand aller mechanischen Erklärungen von Kepler bis zu Descartes und seinen Schülern von vornherein nur die Körper sind. Körper aber, so lautet einer der wichtigsten Lehrsätze der Leibniz'schen Philosophie, sind eo ipso Erscheinungen oder Phänomene. Dass im Prinzip alle körperlichen Zusammenhänge mechanisch erklärbar sind, widerspricht also keineswegs der Möglichkeit, dass es metaphysische Grundlagen aller Phänomene gibt, die ihrerseits nicht wieder mechanisch erklärbar sind. Nach Leibniz sind jedoch genau solche transmechanischen Fundamente aller Erscheinungen anzunehmen.

Die Monaden als ursprüngliche Kräfte (vires primitivae) sind, wie er immer wieder ausführt, die „Quellen des Mechanismus" (fontes mechanismi) (Mechanismi fons est vis primitiva) (an Bierling, 12. August 1711, GP VII, S. 501). Daher gilt: „omnia quidem in natura fieri mechanice, sed Metaphysica esse principia mechanismi" (Antibarbarus physicus, GP VII, S. 343 f.). Demzufolge soll Leibniz' neue Wissenschaft namens „Dynamik" der Physik die „wahren Quellen der ganzen Wissenschaft (veri (…) fontes totius scientiae)" erschließen, um ihr zu zeigen, dass sie ausgerechnet von den „fontes rerum" der ursprünglichen Kräfte abstrahiert, die letztlich aus einem einzigen „fons metaphysicus" quellen (*Specimen dynamicum*, Leibniz 1982, S. 18). Damit die „mechanicae naturalium rerum explicationes" nicht missbraucht werden, reicht die Bewusstheit dafür, „dass der Ursprung des Mechanismus selbst nicht allein aus einem stofflichen Prinzip und aus mathematischen Gründen, sondern aus einem höheren und sozusagen metaphysischen Quell geflossen ist (originem ipsius Mechanismi non ex solo materiali principio mathematicisque rationibus, sed altiore et, ut sic dicam, Metaphysico fonte fluxisse)" (De ipsa natura, GP IV, S. 505).

Die Pointe des Leibniz'schen partiellen Mechanizismus lässt sich demnach folgendermaßen formulieren. Es ist wahr, dass sich alles Körperliche nach Analogie der Maschine erklären lässt. Und es ist sogar gut, wenn versucht wird, alles Körperliche möglichst mechanisch zu erklären, denn nur auf diese Weise bringen wir Berechenbarkeit und folglich Prognostizierbarkeit in die Erscheinungen. Die Realität hingegen, die sich in den Körpern und insbesondere in den Organismen manifestiert, erschöpft sich keineswegs im Körperlichen. Die Wahrheit des Mechanizismus wird demnach eingeschränkt durch eine höhere Wahrheit: Der lebendige Organismus ist, wie der tote übrigens auch, *nicht nur* eine Maschine. Vielmehr enthält er eine „höhere Natur" in sich. Wie Leibniz immer wieder betont, lässt sich „etwas Höheres in den Körpern" ausmachen („altius aliquid in corporibus"), das selbst nicht körperlich ist (an de Volder [1699], GP II, S. 195). Es versteht sich, dass diese höhere Natur in den Körpern mit den Monaden zusammenhängen muss. Mit dieser höheren Natur ist nun der Übergang gemacht zur partiellen Wahrheit von *Dynamismus* und *Spiritualismus*.

Leibniz hat schon sehr früh erkannt, dass eine konsequent mechanistische Naturphilosophie ihrerseits Hypothesen machen muss, um alle bekannten Naturphänomene kausal herleiten zu können. Sie muss Zusammenhänge postulieren, die selbst nicht empirisch beobachtbar sind, bei deren Annahme aber alles empirisch Beobachtbare im Prinzip kohärent ableitbar wird.

In der Physik des 17. Jahrhunderts (und noch bis ans Ende des 19. Jahrhunderts) zählt zu den wichtigsten naturwissenschaftlichen Hypothesen die Annahme des Äthers, d.h. einer elastischen Liquidmaterie, die alle irdischen Körper durchdringt. Leibniz hat in seiner anonymen Schrift „Hypothesis physica nova" (1671) eine Hypothese des Äthers vorgelegt, die sich leicht von der Descartes' und Newtons unterscheidet. Er postuliert, dass ein sehr feiner Äther durch die Stoffe der Welt zirkulieren müsse, damit drei elementare Grundeigenschaften erklärt werden können, die das Systemverhalten aller Körper bedingen. Der zirkulierende Äther ist

a. Ursache der Gravitation (insofern er die ungleichartigen Stoffe von Erde, Wasser und Luft herab zum Erdmittelpunkt drückt),
b. Ursache der Elastizität und somit auch der Stoßprozesse (da er eine notwendige Bedingung für die Reflexion und Refraktion der Körper ebenso wie deren Wiederherstellung ist),
c. identisch mit der Substanz des Lichtes und insofern das Medium der Lichtausbreitung.

Aufgrund dieser fundamentalen Eigenschaften sieht Leibniz in der kosmischen Ätherströmung die „allgemeine, allgegenwärtige Ursache (causa universalis ubique praesens)", die die Grundlage für alle konkreten Naturgesetze bilde (Hypothesis physica nova, A VI 2, 238, S. 2). Da der Lichtäther demnach den ganzen Weltmechanismus beseelt und ohne ihn die Welt in einen chaotischen Zustand verfiele, zögert Leibniz nicht, die naturphilosophische Hypothese mit dem theologischen Dogma zusammenzuführen. Er identifiziert den Lichtäther tatsächlich mit der dritten Person in Gott, d.h. mit dem Heiligen Geist und folglich mit dem im biblischen Schöpfungsbericht (Gen. 1,2) genannten „Geist des Herrn", der anfangs „über den Wassern schwebte": „AETHER (is enim fortasse est ille Spiritus Domini, qui super aquis ferebatur" (Hypothesis physica nova, A VI 2, 225, S. 9 f.). Entsprechend nennt er den Lichtäther auch den „spiritus infinitus":

1.3 · Körper, Geist und Seele – Zweck und Gegenstand der Medizin

> Der unendliche Geist wirkt auf die Körper durch Schöpfung und Erhaltung, was eine gewisse Fortsetzung der Schöpfung darstellt; hieran kann der endliche Geist nicht teilhaben (Spiritus infinitus in corpora agit creando et conservando, quod quaedam creandi continuatio est; hoc finito Spiritui communicari non potest). (an des Bosses, 16. Oktober 1706, GP II, S. 324)

Auch nennt er ihn den allumfassenden Geist („spiritus universalis"): Der „spiritus universalis" sei jener feine Körper, „der ebenso als Äther oder Quintessenz oder Weltseele (anima mundi) oder Feinmaterie (materia subtilis) bezeichnet wird" (an de Carcavy, 22. Juni [?] 1671, A II 1, 209, S. 25 f.). Ferner nennt Leibniz ihn den „esprit universel":

> Mehrere geniale Leute haben geglaubt und glauben noch heute, dass es nur einen einzigen Geist gibt, der allumfassend ist (…). Die Lehre von einem allumfassenden Geist ist als solche betrachtet gut, denn alle, die sie lehren, anerkennen damit letztlich die Existenz der Gottheit (…); und einige haben die Ansicht vertreten, es handle sich hierbei um den Geist des Herrn, der über den Wassern schwebe, wie es zu Beginn der Genesis heißt. Wenn man jedoch so weit geht zu behaupten, dass dieser allumfassende Geist ein einziger sei und dass es überhaupt keine besonderen Seelen bzw. Geister gebe, oder dass diese Einzelseelen in ihrer Beständigkeit verschwinden, dann überschreitet man, wie ich glaube, die Grenzen der Vernunft und stellt eine Lehre ohne Grundlage auf, von der man nicht einmal einen deutlichen Begriff hat. (Considerations sur la doctrine d'un Esprit Universel Unique, GP VI, S. 529–538, hier: 529–531)

Und schließlich qualifiziert er diesen ätherischen Geist, in terminologischer Abgrenzung gegen die empirisch beobachtbare Materie, als eine „materia metaphysica" („De modo distinguendi phaenomena realia ab imaginariis", A VI 4, 1504, S. 6). Entsprechend zählt Leibniz diese metaempirische Materie nicht zu den Körpern. Vielmehr gehört nach Leibniz' deutschsprachiger Schrift „Von der wahren Theologia mystica" der göttliche Geist oder Lichtäther zum Reich des Lichtes, während die körperlichen Phänomene zum Reich der Schatten zählen:

> Gott ist das Leichteste und Schwerste, so zu erkennen; das Erste und Leichteste in dem Lichtweg, das Schwerste und Letzte in dem Weg des Schattens. (…) Die leiblichen Dinge sind nur Schatten, so dahin fließen, Blicke, Gestalten, wahrhafte Träume. Die wesentliche Wahrheit ist allein im Geist." (Von der wahren theologia mystica, Leibniz 1838, Bd. I, S. 410 und 412)

Beide Reiche, das Reich der Natur oder der empirischen Körper einerseits und das Reich der Weisheit oder der beseelten Lichtsphären andererseits, „durchdringen" einander ohne Interferenzen:

> Die Natur hat gleichsam ein Reich im Reich und bildet sozusagen ein zweifaches Gebiet, eines der Vernunft und eines der Notwendigkeit, eines der Formen und eines der Partikeln von Materie; denn wie von Seelen, so ist auch alles von organischen Körpern erfüllt. Diese Reiche werden, unvermischt miteinander, ein jedes nach eigenem Recht regiert. (…) Aber jene höchste Substanz, die die allgemeine Ursache aller Dinge ist" [dies ist der Lichtäther], bewirkt vermöge ihrer unendlichen Weisheit und Macht, dass beide höchst verschiedenen Reihen sich in derselben körperlichen Substanz aufeinander beziehen und vollkommen übereinstimmen, ebenso als ob die eine durch den Einfluss der anderen regiert würde. (Gegen Descartes, GP IV 391)

Wie die Leibniz-Forschung erst seit einigen Jahren aufgrund neu edierter Texte zu erkennen beginnt, hängt auch die Leibniz'sche Lehre von den Monaden und der Prästabilierten Harmonie ganz an der von Leibniz stets nur angedeuteten Hintergrundhypothese vom Lichtäther. Zum einen bildet der Äther nämlich ein zwischen den Körpern befindliches Kontinuum und somit deren „substantielles Band (vinculum substantiale)" (zur Erläuterung s. Busche 2012). Zum anderen ist er aber auch in unendlich viele energetische Zentren zwischen den Körpern verstreut. Was Leibniz seine „Monaden" oder, wie er auch sagt, „metaphysischen Punkte" nennt, sind wiederum die beseelten Mittelpunkte dieser Lichtsphären, die nach Ausbreitung drängen und „Perzeptionen" voneinander haben (zur Erläuterung s. Busche 2008). Was Leibniz schließlich die „Prästabilierte Harmonie" nennt, ist nichts anderes als der im Vorhinein eingerichtete Mechanismus des harmonisch zirkulierenden Äthers, also jenes Mediums, kraft dessen seelische Regungen und körperliche Bewegungen vermittelt werden (zur Erläuterung s. Busche 2009).

So weit einige Winke auf jene spirituelle, göttliche Realität, in der sich Leibniz mit den Dynamisten und Spiritualisten der Medizinertradition einig weiß. Es ist wichtig gezeigt zu haben, dass Leibniz diese höhere, überkörperliche Realität des Lichtäthers nicht etwa aus Ignoranz gegen die Naturwissenschaften entwickelt hat, sondern gerade in problembewusster Überschreitung von deren prinzipiellen Grenzen empirischen Erkennens. Für die Medizin hat die von Leibniz vertretene spirituelle und göttliche Realität noch eine besondere Pointe. Ein Text aus Leibniz' Pariser Zeit macht sie klar:

> Ich möchte geglaubt haben, dass es eine gewisse Flüssigkeit oder, wenn man lieber will, eine ätherische Substanz gibt, die durch den ganzen Körper verbreitet und zusammenhängend ist, und dass die Seele durch diese ätherische Substanz hindurch empfindet, welche in die Nerven hineinströmt, sie zusammenzieht und zersprengt. Dass jeder beliebige Teil dieser Substanz beseelt sei, ist äußerst wenig glaubhaft. (…) Deshalb möchte ich geglaubt haben, dass in jener Flüssigkeit selbst ein Quell der Bewegung und Zersprengung ist, wie in einem angezündeten Kerzendocht. Ferner scheint es, dass ein jeder Kreislauf in den Hirnhöhlen durchgeführt wird und die Seele ihren Wirbel bewahrt. (Ego crediderim esse liquorem quendam sive si mavis aetheriam substantiam, toto corpore diffusam, continuumque; per quam sentiat anima; quae nervos inflet, quae contrahat, quae displodat. Huius substantiae quamlibet partem animatam esse minime credibile est […]. Itaque crediderim in ipso illo liquore esse quendam motus displosionisque fontem, ut in candela accensa. Porro in cerebri cavitatibus videtur omnis peragi gyratio, et anima tueri Vorticem suum.) (De unione animae et corporis, Februar 1676, A VI 3, 480, S. 3–6 u. 11–13)

Das Zitat lässt erkennen, dass der alles durchdringende Lichtäther für Leibniz zugleich auch eine neue Lösung des alten Leib-Seele-Problems verspricht. Einerseits kann eine immaterielle Seele nicht auf ausgedehnte Körper einwirken und umgekehrt, so wie es die gewöhnliche Annahme des psychophysischen Interaktionismus („influxus physicus") unterstellt. Andererseits führt aber auch die von den Neucartesianern vertretene okkasionalistische Hypothese, der zufolge bei jeder Korrespondenz zwischen mentalen und körperlichen Prozessen Gott selbst durch Eingriffe von außen eine Anpassung vornehmen muss, auf zu große Schwierigkeiten (zur Erläuterung s. Busche 2009, S. 65 ff.). Da Leibniz stattdessen den göttlichen Lichtäther der Welt immanent sein lässt, kann er ihn als jenes transmechanische Medium auszeichnen, innerhalb dessen die kausale Verbindung zwischen Körper und Seele stattfinden muss.

Leibniz leugnet also nicht etwa die Phänomene der psychophysischen Wechselbeziehung. Selbstverständlich haben seelische Prozesse Einfluss auf die körperliche Beschaffenheit, und selbstverständlich wird unser seelisches Erleben in jeder Sekunde durch Sinneseindrücke verändert, die von den uns umgebenden Körpern stammen. Was Leibniz lediglich bestreitet, ist, dass Seelisches auf Körperliches (und umgekehrt) „unmittelbar", d.h. ohne Vermittlung durch eine dritte, zwischengeschaltete Größe wirken kann. Diese Vermittlung leistet vielmehr der Lichtäther. Für die partielle Wahrheit des Dynamismus und Spiritualismus heißt das aber, dass er zwar uneingeschränkt im Recht ist, wenn er darauf verweist, dass Leib und Seele nur in der spirituellen Realität Gottes vermittelt sind, dass er aber dort ins Unrecht gerät, wo er die einzelnen körperlichen Zusammenhänge direkt durch die spirituelle Realität erklären will. Gerade weil der Lichtäther bloß eine kosmologisch-theologische Letzterklärung der empirischen Phänomene leistet, hat er für Leibniz nichts zu suchen in der medizinischen Erforschung der konkreten Ursachen von Krankheit und Gesundheit. Das ist auch – wie noch zu erläutern ist – der Grund dafür, weshalb sich Leibniz in der Medizin ganz dem mechanistischen Programm verschreibt. Der Mechanizismus darf gleichsam ungestraft auf weiten Strecken von der höheren, unkörperlichen Realität im Organismus abstrahieren, solange er sich nicht anmaßt, damit Grundsatzfragen liquidieren zu können.

Eine ähnliche partielle Wahrheit wie dem *Mechanizismus* einerseits und dem *Spiritualismus* andererseits bescheinigt Leibniz schließlich auch der dritten oben genannten Medizinertradition, die im Gefolge der mittelalterlichen Aristoteles-Deutung der Seele wirkkausale Kräfte zuschreibt. Diese psychomorphe Lehre ist dann im Recht, wenn man sie so versteht, dass seelische Größen wie Empfindungen, Affekte oder Gedanken *mittelbar*, nämlich kraft des alles vermittelnden Lichtäthers, auch auf den menschlichen Leib Einfluss haben können, wie auch umgekehrt. Leibniz erkennt sogar, dass an dieser psychosomatischen Wirkung der Seele auf den Leib ein Großteil medizinischer Erfolge hängt. Wer glaubt, dass Autosuggestion und Placebo-Effekt Entdeckungen des 20. Jahrhundert wären, braucht nur Leibniz' frühe Schrift zur Akademiegründung zu lesen, um eines Besseren belehrt zu werden: „Man weis wie viele die einbildung gesund gemacht [hat], der berühmte Porta selbst[5] erzehlt, daß er einer vornehmen in Kindesnöthen arbeitenden frau mit etwas von der Erde auffgerafften Sand, den er ihr als ein köstliches secretum eingegeben, von stund-an geholffen" (A IV 1, 551, S. 13–16). Gerade im Hinblick auf das, was Leibniz die „medicina animi" nennt (▶ Abschn. 1.3, Anfang), ist das Seelische als eine vom Körperlichen unterschiedene autonome Sphäre für die Gesundheit von nicht zu unterschätzender Bedeutung.

Der Fehler, den nach Leibniz das psychomorphe Verständnis der Medizin begeht, liegt entsprechend auch nicht in der Hochschätzung des Seelischen als einer eigenen Quelle der Heilung und Gesundung, sondern vielmehr darin, dass sie das Prinzip *Seele* dort bemüht, wo es fehl am Platze ist. Der Missbrauch, den Fernel und andere sich auf Aristoteles berufende Physiologen mit der Seele und ihren Fähigkeiten begehen, besteht darin, dass sie bestimmte Wirkungen vorschnell der Seele zuschreiben, die sich viel angemessener auf körperliche Kausalfaktoren zurückführen lassen. Zu behaupten, der Herzschlag werde durch eine „facultas pulsifica" der „anima vegetativa" verursacht, läuft auf eine ähnlich mythologische Erklärung hinaus wie die, dass Blitz und Donner von Zeus verursacht werden. Die Seele hat nach Leibniz bei der Erklärung der Kausalzusammenhänge des Körpers nichts zu suchen. Der Rekurs auf sie ist oft nur eine Ausrede für unzureichende Beobachtungen und somit ein Hindernis für den Fortschritt der empirischen Erforschung des Organismus.

Leibniz' Abwehr gegen einen solchen beobachtungs- und forschungsfeindlichen Psychomorphismus erklärt auch die untypische Heftigkeit seiner umfangreichen literarischen Polemik gegen den in ▶ Abschn. 1.2 erwähnten Georg Ernst Stahl. So innovativ Stahl auch innerhalb der empirischen Medizin war, so rückständig war doch seine Annahme, dass es die Seele wäre, die

---

5   Gemeint ist Giambattista della Porta (1535–1615), Verfasser der medizinischen Schrift „De humana physiognomonia", Vico Equense 1586, und Begründer der Academia Secretorum Naturae (Accademia dei Segreti).

die Prozesse des Körpers lenke, und dass Krankheiten entsprechend nicht durch körperliche Beeinträchtigungen, sondern durch ein Versagen der Seele, durch einen „defectus animae" entstünden. Wie Stahl in seiner dreibändigen *Theoria medica vera* von 1707 formuliert, erklären sich Krankheiten dadurch, dass bei ihrem Auftreten die Seele nur noch eine „verwirrte Idee von der Herrschaft der tierischen Ökonomie selbst habe (perturbata idea regiminis ipsius oeconomiae animalis)". Das ist für Leibniz der blanke Obskurantismus, der fortschrittsbremsende Tabus für die empirische Forschung errichtet.

1.3.2 Leibniz' Diagnose des Zustands der zeitgenössischen Medizin

Angesichts des bisherigen Ergebnisses, dass für Leibniz erstens der Mechanizismus, zweitens der dynamistische Spiritualismus, aber drittens auch die Veranschlagung des Seelischen als einer wichtigen, mittelbar einflussreichen Größe alle ihre partielle Wahrheit besitzen, fällt es nicht mehr schwer, sich vorzustellen, wie Leibniz den Gesamtzustand der damaligen Medizin als Wissenschaft beurteilt und wo er die möglichen und notwendigen Fortschritte der Medizin positioniert. Innerhalb der Körpermedizin haben weder der spirituelle Lichtäther noch die Seele irgendeine erklärende, kausale Funktion. Deshalb beurteilt Leibniz den Stand der zeitgenössischen Medizin gänzlich nach dem Stand der Fortschritte bei der kausal-mechanischen Erklärung der Organismen. Niemand – so schreibt Leibniz in seinen Bemerkungen gegen Stahl –, der „den gegenwärtigen Zustand der medizinischen Wissenschaft" fachkundig beurteile, könne „in Abrede stellen, dass sie sich bisher in ihrer Kindheit befunden hat" (Animadversiones circa assertationes aliquas Theoriae medicae verae, 1709, Leibniz 1768, Bd. II. 2, S. 138). Vor allem im Hinblick auf die Humoralpathologie seufzt er 1697: Man lässt „die wahre medicin (…) bey ihrem alten geschlepp" (Plan zu einer deutschliebenden Genossenschaft, A IV 6, 790, S. 18 f.). In einem Passus aus den „Animadversiones" gegen Stahl stellt Leibniz der damaligen Körpermedizin selbst eine Art Diagnose und empfiehlt ihr eine entsprechende Therapie. Der Passus wirkt mit seiner Orientierung am wissenschaftlichen und technischen Fortschritt schon fast wie aus dem 19. Jahrhundert.

Zunächst die Diagnose:

> Die Medizin leidet darunter, dass fast die ganze spezielle Naturlehre bisher noch in der Wiege liegt. Die meisten Erfahrungen der alten Griechen und Römer sind zugrunde gegangen, und diejenigen ihrer Überlegungen, die übrig geblieben sind, sind sehr spärlich. Die Araber und Lateiner der dunklen Jahrhunderte haben vielleicht etwas zur Pathologie und Pharmazeutik hinzugefügt, doch nichts von eben großer Bedeutung. Sehr viel mehr von dem Alten haben sie vernachlässigt und verdorben.

Und dann leitet Leibniz schon zu einer Art Therapie über, die uns heute unglaublich modern, ja visionär anmuten mag:

> Nun aber, seit die physikalischen Methoden durch Mathematik und Mechanik und die Experimente durch Mikroskope und durch Chemie unterstützt werden, besteht die Hoffnung, dass auch die Pathologie (die bisher am meisten vernachlässigt wurde) hervorragende Fortschritte machen wird, wenn man eine größere Sorgfalt beim Beobachten anwendet und wenn die Leiter des Staates den Fleiß kluger und strebsamer Mediziner unterstützen. (Animadversiones circa assertationes aliquas Theoriae medicae verae, Leibniz 1768, Bd. II. 2, S. 148)

Was Leibniz zunächst über die Pathologie schreibt, gilt natürlich auch für die Anatomie und Physiologie, ja für die Chemie: „Wenn sich das chemische Wissen vermehren wird, wird sich auch dessen Anwendung steigern" (ebd., S. 148 f.).

Die Leibniz'sche Medizin für die Medizin ist demnach klar: Weil die Fortschritte der Medizin von den Fortschritten der speziellen Naturwissenschaft abhängen, die Fortschritte der Naturwissenschaft wiederum vom Stand der Experimente und der Technik, hat der Staat es sich zur Aufgabe zu machen, gezielt eine Kultur der Forschung, d.h. der Experimente und der Technik, in den Lebenswissenschaften zu fördern. Hierbei dient die Technisierung sowohl der Verbesserung der Beobachtungsbedingungen, wie Leibniz' Hinweis auf die Mikroskope zeigt, als auch der Verbesserung der technischen Eingriffsmöglichkeiten, insbesondere bei der Chirurgie: „Ich glaube, dass mit verbesserter Technik die Menschen einmal zu manchen Heilungen gelangen werden, an denen man bisher verzweifelte – durch Öffnen, Trennen, Extrahieren, Implantieren" (Leibniz 1768, Bd. II. 2, S. 138). Wie prophetisch diese Worte sind, leuchtet sofort ein, wenn man sich die technischen Fortschritte vor Augen hält, die zwischen einer mittelalterlichen Schädeloperation und moderner, computergestützter Gehirnchirurgie liegen.

Die bislang untersuchten Empfehlungen, die Leibniz für die Verbesserung der Medizin gab, betrafen eher ihre naturwissenschaftlichen Grundlagen. Sie gehören also, wenn man sie auf die heutige medizinische Ausbildung bezieht, in die Präklinik.

Angesichts dieser Diagnose der zeitgenössischen Medizin sind Leibniz' eigene Vorschläge nur konsequent, die er der Medizin selbst für ihre Fortschritte als Disziplin und als gesellschaftlich nützliche Institution anempfiehlt.

1.3.3 Leibniz' Strategie für die Reform des Gesundheitswesens

Die im Folgenden zu erläuternden Pläne betreffen nicht mehr die naturwissenschaftlichen „Hilfsdiziplinen" der Medizin, sondern die wissenschaftliche Form der Medizin selbst. Schon 1677 stellt Leibniz an Hermann Conring ungeduldig die Frage bezüglich der Medizin: „Wer bringt sie endlich in die Form einer Wissenschaft? (Quis in scientiae formam redigit?)" (an Conring, 24. August 1677, A II 1, S. 562). Leibniz selbst traut sich, als Nicht-Mediziner, diese Herkules-Tat natürlich nicht zu. Er versteht sich jedoch als Stichwortgeber und Ratgeber für die Verwissenschaftlichung der Medizin. Seine Pläne lassen sich in vier Abteilungen zusammenfassen: 1. Förderung der empirischen Beobachtung von Krankheiten und der entsprechenden Korrelationen zur Lebensweise, 2. Förderung der medizinischen Experimentalkultur, 3. Förderung der Anwendung mathematischer Methoden in der Medizin sowie 4. die staatliche Organisation des Gesundheitswesens.

Diese Förderinstrumente zusammen im Verbund betrachtend, hegt Leibniz die Hoffnung, dass wir schon „gewiß in 100 jahren mehr lernen, als von Hippocrates an bis auf den anfang dieses seculi geschehen. Ja nicht allein in 100 sondern in 10 [Jahren]" (Directiones ad rem medicam pertinentes, Leibniz 1976, S. 63).

- **Förderung der empirischen Beobachtung von Krankheiten und der entsprechenden Korrelationen zur Lebensweise**

Was die Förderung der empirischen Beobachtung von Krankheiten und der entsprechenden Korrelationen zur Lebensweise betrifft, so empfiehlt Leibniz vor allem eine weitreichende medizinische Beobachtung und Kontrolle der Patienten, um den Ursachen zahlreicher Erkrankungen auf die Schliche zu kommen. Die Regelhaftigkeit von Erkrankungen und Krankheitsverläufen soll auf diese Weise induktiv, also aus einer Vielzahl einzelner Fälle durch Verallgemeinerung gewonnen werden. So heißt es etwa in der frühen deutschsprachigen Schrift zur Akademiegründung, in die derartig viel Medizinerlatein eingestreut ist, dass es für heutige Leser in eckigen Klammern übersetzt werden muss:

> Nicht nur morborum [der Krankheiten] und curationum [der Heilbehandlungen] [,] wie bisherh die medici [Ärzte] gethan, sondern auch graduum sanitatis [der Stufen der Gesundheit] et ad morbos inclinationum [der Neigungen zu Krankheiten], das ist temperamentorum indicationes et contra-indicationes [der körpereigenen Säftemischungen Anzeigen und Gegenanzeigen] in regeln zu bringen. Und zu dem ende alle minutias [Kleinigkeiten], darin ein Mensch in compagnie, eßen, trincken, schlaffen, postur [Körperhaltung], gestibus [Gebärden], lineamenten [Gesichtszügen] etwas sonderbahres und eignes hat, anzumercken, gegen einander zu halten, mit dem was ihm vorhehr an seinem leib begegnet comparien [vergleichen], auf das was ihm hernach begegnet achtung geben, einen ieden Historiam naturalem [Naturforschung] seines [eigenen] Lebens nach vorgeschriebenen interrogatoriis [Fragekatalogen] formiren und gleichsam ein journal halten laßen, oder da er nicht kan ihm darinn die hand bieten. (Grundriss eines Bedenkens von Aufrichtung einer Societät, A IV 1, 541, S. 3–11)

Da haben wir ihn also bereits um 1770: den erträumten durchkontrollierten und gläsern dokumentierten Patienten, der ein Gesundheits-Checkbuch führt oder führen lässt! Leibniz verspricht sich von der Auswertung zahlreicher solcher empirischer Erhebungen eine induktive Gewinnung von Regelhaftigkeiten oder gar Lehrsätzen, die seit Hippokrates „Aphorismen" genannt werden. „Dadurch in kurzer Zeit connexio indicationum inter se et cum causis et effectibus [die Verbindung der Anzeigen untereinander sowie mit den Ursachen und Wirkungen], seu temperamentis et morbis [d.h. mit den körpereigenen Säftemischungen und den Krankheiten] vielfältig erhellen undt ein unglaublicher apparatus wahrer aphorismorum [von Lehrsätzen] und observationum [Beobachtungen] entstehen wird" (ebd., A IV 1, 541, S. 12–14). Der gesellschaftliche Langzeiteffekt – auch dieser Gedanke ist bahnbrechend – wird nach Leibniz darauf hinauslaufen, dass grundsätzlich jeder in die entsprechende Kommunikation einbezogene Patient sich weitgehend selbst aufklären und helfen kann: Sobald die „genauesten Fragekataloge (interrogatoria exactissima)" entwickelt sind, nach denen die Ärzte „ihre patienten examinieren sollen", „kan ieder verständige Mensch sich selbst darnach examinieren und seine Historiam naturalem auffzeichnen" (Directiones ad rem medicam pertinentes, Leibniz 1976, S. 53). Für diesen Zweck der induktiven Gewinnung von Gesetzmäßigkeiten aus zahllosen Beobachtungen schlägt Leibniz auch vor, die spezifischen Lebensweisen der Menschen genau zu untersuchen und herauszufinden, ob mit ihnen nicht auch spezifische Erkrankungen korrespondieren. Für solche Studien eignen sich besonders die uniformen Lebensgewohnheiten, wie z.B. die der Bauern oder des Klerus:

> Man mus auf den Zustand der ordens Personen, die gemeiniglich gewiße ihnen allen gemeine arten zu leben in diaet und allen andren haben achtung geben, und daraus consequentien ziehen. (ebd., S. 54)

Zur Unterstützung dieser vervollkommneten medizinischen Kultur der empirischen Beobachtung sollen auch die bereits zusammengetragenen Beobachtungen aus früheren Zeiten systematisch ausgewertet werden, teilweise geordnet nach Graden der Wahrscheinlichkeit oder Zuverlässigkeit:

1.3 · Körper, Geist und Seele – Zweck und Gegenstand der Medizin

> Man mus sich gebrauchen aller bereits gefundener Experimentorum und observationum Medico-physicarum [medizinisch-physikalischer Experimente und Beobachtungen]. Die mus man aus allen autoribus zusammentragen und in eine ordnung bringen laßen cum gradibus verisimilitudinis [mit Wahrscheinlichkeitsgraden]. (ebd., S. 52)

Erst wenn aufgrund solcher systematisch angeordneter Beobachtungen wichtige Gesetzmäßigkeiten abgeleitet worden sind, besteht nach Leibniz die Hoffnung, dass das bisherige jämmerliche „Verfahren bei der Heilbehandlung (methodus medendi)" überwunden wird, das allenthalben dazu führe, dass man die eigentliche Heilung der Patienten „dem Apotheker überlaßen" müsse und dass die Ärzte „offt will nicht sagen von marck[t]schreyern, sondern alten weibern übertroffen werden" (Bedenken von Aufrichtung einer Akademie oder Societät in Deutschland, A IV 1, 551, S. 19, 22 f., 25 f.). Über diese allgemeinen Empfehlungen zur Systematisierung empirischer Beobachtungen hinaus macht Leibniz auch zahlreiche konkrete Vorschläge, was am sinnvollsten Gegenstand der Beobachtungen sein müsse und wie man die Beobachtungen perfektionieren könne. Wenige Beispiele mögen diese Empfehlungen erläutern. Gemäß der medizinischen Weisheit „Zwei Dinge trüben sich beim Kranken: a) der Urin, b) die Gedanken" (Roth 1995, Bd. 2, S. 34) erkennt auch Leibniz den diagnostischen Wert körperlicher Ausscheidungen und Merkmale als Indikatoren für die Gesundheitsverfassung. „Man mus Instrumenta haben Urin und Puls genauer zu betrachten, weil solches general Zeichen seyn des Menschlichen Zustandes." Dasselbe gelte ebenfalls für „das zur ader gelaßene blut" und den „Speichel" (Leibniz 1976, S. 50 f.). Eine ähnlich wichtige Bedeutung habe aber auch die regelmäßige Beobachtung des Körpergewichts, für die Leibniz eine Personenwaage empfiehlt, unter Verweis auf die „medicina statica, so von Sanctorio zuerst durch 30jährige experienz in regeln gebracht worden" (ebd., S. 51; gemeint ist Santorio Santorio [1561–1636] mit seiner Stoffwechselwaage; ◘ Abb. 1.4).

- **Förderung der medizinischen Experimentalkultur**

Neben der Systematisierung empirischer Beobachtungen widmet sich Leibniz auch dem zweiten Bereich seiner Reformpläne sehr ausführlich, der Förderung medizinisch relevanter Experimente. Was deren Anwendungsnutzen betrifft, so unterscheidet Leibniz ausdrücklich den Gegenwartsnutzen vom möglichen Zukunftsnutzen.

> Obgleich ich anerkenne, dass einige Dinge mehr als andere für den Zweck nützlich sind, möchte ich dennoch nicht ohne weiteres, dass man Wahrheiten, die einem augenblicklichen Nutzen fernliegen, als unnütz hingestellt, da der Nutzen ja mehr und mehr entdeckt werden kann, wie wir es allenthalben geschehen sehen. (…) Ich muss zugeben, dass es viele Dinge gibt, deren Nutzen noch nicht genügend klar ist, doch glaube ich, dass auch er eines Tages aufleuchten wird. (Animadversiones circa assertationes aliquas Theoriae medicae verae, Leibniz 1768, Bd. II. 2, S. 138)

Leibniz plädiert also, mit heutigen Worten gesprochen, für eine experimentelle Grundlagenforschung, die nicht unmittelbar auf konkrete Fragestellungen zugeschnitten ist, die aber große Potenziale für künftige Problemlösungen birgt. Was die Ausrichtung der medizinischen Experimente betrifft, so setzt Leibniz vor allem auf Experimente an Tieren. Dass (allerdings nur der frühe) Leibniz hierbei nicht gerade zimperlich mit den Tieren umgeht, dass er wenig Mitleid mit den Tieren hat, ist wenig rühmlich und kann nur durch den damaligen wissenschaftlichen Zeitgeist erklärt werden. Der frühe Leibniz befindet sich nämlich im Bannkreis der radikalen

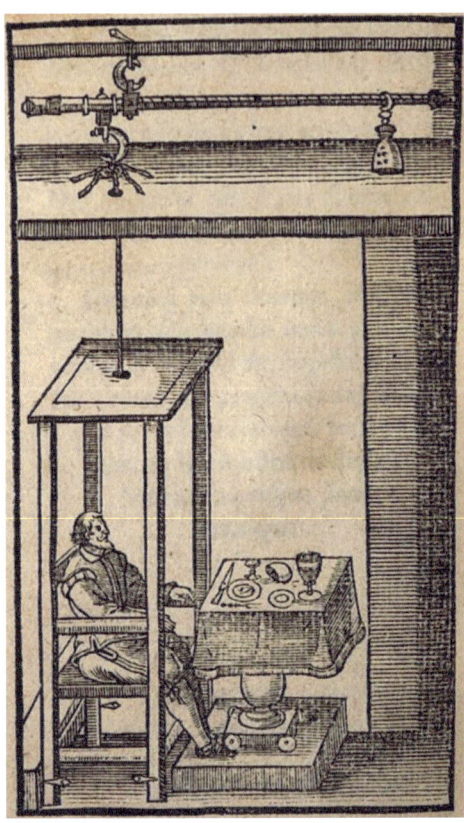

Abb. 1.4 Santorios Stoffwechselwaage. (Public domain, via Wikimedia Commons)

Cartesianer, die nicht einmal davor zurückschreckten, den Tieren jegliche Empfindungsfähigkeit abzusprechen, weil sie die Tiere als bloße Automaten betrachteten und ihren scheinbaren Schmerzensäußerungen denselben Status zuschrieben wie den Aufsprudelungen siedenden Wassers (zum Hintergrund s. Busche 1994). Diesem Zeitgeist verhaftet, spricht sich auch Leibniz während seiner Mainzer Zeit für Lebendsektionen bei Tieren aus:

> Man mus in den thieren unzehliche anatomien thun, sowohl lebendig als todt. Man mus anfangen auf der thiere Kranckheiten beßer acht zu geben als bishero geschehen, denn gleich wie Steno [gemeint ist Nils Stensen, 1638–1686] recht sagt, daß wir aus den thieren die ganze anatomiam hodiernam [heutige Anatomie] gelernet, so könten wir auch aus den thieren vollends die pathologiam lernen, denn wir können sie auffschneiden und examiniren wann und wie wir wollen. Und würde die Republick dem particulier [der Privatperson] so seyn thier zu gemeinen nuzen hehrgiebt, es bezahlen. (…) Wir können auch an den thieren die therapeuticas leicht und ohne gefahr versuchen (…). An den thieren können wir mit arzneyen proben thun wenn wir wollen, und daraus proportione vom [auf den] menschen schließen, an dem menschen aber nicht. (Leibniz 1976, S. 56)

Zu den therapeutischen Tierexperimenten zählt Leibniz durchaus auch Bluttransfusionen (ebd., S. 58). Den im Zitat erklärten Verzicht auf Experimente an Menschen hält aber auch Leibniz nicht ganz durch. Freilich kommt alles darauf an, was man hier unter „Experimenten" versteht. Gegen ‚menschliche Versuchskaninchen' hat er offensichtlich nichts, wenn die Auswirkungen der Versuche beherrschbar sind, wie bei Ernährungsexperimenten: „Man mus gewisse diaeten mit allerhand Menschen versuchen, als zum exempel man mus einen menschen halten dem man lauter lacticinia [Milchprodukte] giebt. Einen anderen läst man nicht anders als warm trincken, der dritte soll nichts als was lebos [ist] eßen etc. Man mus etliche zusammen haben" (ebd., S. 54). Da man, von solchen Ernährungsstudien abgesehen, an lebenden Menschen nicht gut experimentieren kann, verspricht sich Leibniz umso mehr von Eingriffen post mortem: „Alle Patienten die in einem Hospital sterben, sollen anatomirt werden." Und nachdem er diesen Satz niedergeschrieben hat, bemerkt Leibniz, dass das wohl immer noch zu wenige Menschen wären. Deshalb setzt er noch einen Satz hinzu: „Were guth daß die meisten Menschen anatomirt würden." (ebd., S. 52)

- **Förderung der Anwendung mathematischer Methoden in der Medizin**

Für den dritten Bereich der Leibniz'schen Reformpläne, die Förderung mathematischer Verfahren in der Medizin, mag es genügen, darauf hinzuweisen, dass Leibniz vor allem die Einführung der mathematischen Statistik bei den epidemiologischen und den mortalitätsbezogenen Erhebungen für fruchtbar hält: „man mus die schedulas mortalitatis [Totenzettel] in hochste mügliche perfection bringen; und nicht nur in großen Städten sondern überall aufem lande machen, und dabey die differentias climatum, terrarum, aeris, etc. genau annotiren laßen. Da werden viel admirable dinge herauskommen." (ebd., S. 54)

- **Die staatliche Organisation des Gesundheitswesens**

Was den vierten und letzten Punkt der Leibniz'schen Reformpläne betrifft, nämlich die staatliche Organisation des Gesundheitswesens, so ist Leibniz zwar einerseits als Kind seiner Zeit ganz in den zeitgenössischen absolutistischen Vorstellungen von Politik befangen; andererseits ist sein Grundgedanke auch heute noch überzeugend und verteidigungsfähig: Die Gesundheit der Bürger darf keine bloße Ware für den privaten Profit von Ärzten sein. Die Gesundheit der Bürger ist vielmehr ein staatliches Wirtschaftsgut und somit von öffentlichem Nutzen; ja, sie ist sogar eine „heilige Sache (res sancta)", sodass „das menschliche Leben (vita humana)" streng genommen „nullis commerciis subjecta [keinen Geschäften unterworfen] seyn solte" (A IV 1, 552, S. 14 f.). Gemeint ist, dass alle Bürger hinsichtlich ihrer Gesundheit gleiche Ansprüche auf eine medizinische Grundversorgung haben sollen und nicht das Opfer von – wie Leibniz immer wieder sagt – „geldesbegierigen Practicis" (A IV 1, 535, S. 27 f.). Weil aber die Ärzte als Individuen weder Interesse noch Möglichkeiten haben, das Gesundheitswesen zu verbessern, setzt Leibniz voll auf die staatliche Planung, Durchsetzung und Kontrolle der von ihm und anderen befürworteten Reformen. Die von Leibniz propagierte Akademie der Wissenschaften aber – hiermit schließt sich unser Kreis – bildet die beratende Schnittstelle zwischen Wissenschaft und Politik, zwischen dem theoretisch Bestmöglichen und dem praktisch Bestmachbaren. Zur Verbesserung des Gesundheitswesens gehört freilich auch, dass der Staat die Anzahl der Ärzte drastisch erhöht, dass er ihre Ausbildung optimiert und dass er sie entsprechend gut bezahlt bzw. bezahlen lässt: „Wenn die Entlohnung der bedeutenden Ärzte ebenso hoch wäre wie die der bedeutenden Generäle, dann wäre die Medizin bei weitem vollkommener, als sie es heute ist" (Brief von 1712, Leibniz 1768, Bd. V, S. 70). Hierfür empfahl Leibniz, dass „die Leiter des Staates den

Fleiß kluger und strebsamer Mediziner unterstützen", indem sie diese aus öffentlichen Mitteln entlohnen (Animadversiones circa assertationes aliquas Theoriae medicae verae, Leibniz 1768, Bd. II. 2, S. 148). „Um eine gleichmäßige Versorgung von Stadt und Land zu erreichen, empfahl er eine Lenkung der ärztlichen Niederlassung und schreckte nicht davor zurück, den Arzt zum Beamten zu machen, der vom Staate besoldet wird" (Steudel 1960, S. 12 f.). Leibniz setzt also auch in der Medizin nicht auf altruistischen Idealismus, sondern auf ein kunstvoll entwickeltes System wechselseitiger eigennütziger Klugheit, durch das sowohl die Patienten als auch die Ärzte gewinnen, dadurch aber mittelbar auch die Staaten.

1.4 Resümee

Das Fazit, das wir am Ende aus Leibnizens Engagement für die Medizin ziehen können, besteht darin, dass man Leibniz' Impulse für unser 21. Jahrhundert kaum noch eigens zu resümieren braucht. Leibniz war, wenn auch mehr mittelbar und unterschwellig, einer der ganz großen Impulsgeber für die bahnbrechenden Fortschritte der Medizin in Europa. Der Reichtum seiner konkreten Impulse, die bis heute nachwirken und Gültigkeit haben, ist unverkennbar. Die Quintessenz, die sich aus seiner Lehre ziehen lässt, lautet: Der menschliche Körper ist eine Art Maschine, der Mensch nicht. Er ist mehr, nämlich ein körperliches, seelisches und zugleich spirituelles Wesen. Damit aber die Medizin des Körpers Fortschritte erzielen kann, muss das Reich der körperlichen Phänomene der methodisch kontrollierten Mathematisierung und Technisierung unterworfen werden. Dieses Programm einer mechanistischen Medizin sollte zwar im 18. Jahrhundert vom ganzheitlichen Geist der Romantik in Frage gestellt werden und dann im 19. Jahrhundert an seine realen Grenzen stoßen, als die Vernachlässigung von Seele und Geist einen gesellschaftlichen Bedarf an neuen Disziplinen wie der Psychoanalyse oder überhaupt der Psychotherapie erzeugte. Gleichwohl ändert die Einseitigkeit der mathematisch-technischen Sicht auf den Menschen nichts daran, dass die rasanten Erfolge der Medizin und ihre Segnungen für die Menschheit gerade jener von Leibniz propagierten Reduktion des Menschen auf seine Körpermaschine und umgekehrt der konsequenten Abstraktion von Seele und Geist zu verdanken sind – also genau jener fruchtbaren Maxime, die man als ‚methodische Inhumanität' der modernen Medizin bezeichnen könnte.

Literatur

Brather H-S (1993) Leibniz und seine Akademie. Ausgewählte Quellen zur Geschichte der Berliner Sozietät der Wissenschaften. Oldenbourg Akademieverlag, Berlin
Bredekamp H (2002) Leibniz' ideale Akademie. In: Voßkamp W (Hrsg) Ideale Akademie. Vergangene Zukunft oder konkrete Utopie? Akademie-Verlag, Berlin, S 159–164
Busche H (1994) Leibniz' kurzlebige These von der Empfindungslosigkeit der Tiere – Ein Werk des europäischen Verstandes. In: Leibniz und Europa. VI. Internationaler Leibniz-Kongress, Vorträge, Teil 1. Gottfried-Wilhelm-Leibniz Gesellschaft, Hannover, S 105–112
Busche H (2008) Monade und Licht – Die geheime Verbindung von Physik und Metaphysik bei Leibniz. In: Bohlmann C, Fink T, Weiss P (Hrsg) Lichtgefüge des 17. Jahrhunderts. Wilhelm Fink Verlag, München, S 125–162
Busche H (2009) Präetablierte Harmonie und Monadenlehre. Eine neue Interpretation von Leibniz als Philosoph. In: Reydon TAC, Heit H, Hoyningen-Huene P (Hrsg) Der universale Leibniz – Denker, Forscher, Erfinder. Franz Steiner Verlag, Stuttgart, S 63–84
Busche H (2012) Vinculum substantiale. Leibniz' Reformulierung seiner frühen Hypothese im späten Briefwechsel mit den Bosses. In: Reifenberg P (Hrsg) Mut zur offenen Philosophie. Ein Neubedenken der Philosophie der Tat, Maurice Blondel zum 150. Geburtstag. Echter, Würzburg, S 67–93

Literatur

Deichert H (1919) Die Einführung der Radix Ipecacuanhae. In: Sudhoff K (Hrsg) Archiv für Geschichte und Medizin 11. Franz Steiner Verlag, Leipzig, S 295–299

Harnack A v (1900) Geschichte der Königlich Preußischen Akademie der Wissenschaften zu Berlin, Bd 1. Reprint: Olms Verlag, Hildesheim 1970

Hartmann F (1983) Leibniz' Interesse für die Arzneimittelkunde. In: Leibniz. Werk und Wirkung. IV. Internationaler Leibniz-Kongress. Gottfried-Wilhelm-Leibniz Gesellschaft, Hannover, S 255–262

Joos K (2012) Gelehrsamkeit und Machtanspruch um 1700. Die Begründung der Berliner Akademie der Wissenschaften im Spannungsfeld dynastischer, städtischer und wissenschaftlicher Interessen. Böhlau, Köln

Knobloch E (1996) „ich gehe auff [auf] den Nutzen des gantzen [ganzen] menschlichen Geschlechts". Theorie und Praxis in den Akademieplänen des vor 350 Jahren geborenen Universalgelehrten Gottfried Wilhelm Leibniz. In: Wirtschaft und Wissenschaft 4(3):S 13–19

Leibniz GW (1768) Opera omnia nunc primum collecta. In: Dutens L (Hrsg) Fratres de Tournes, Genevae

Leibniz GW (1838/1840) Deutsche Schriften, 2 Bde. In: Guhrauer GE (Hrsg) Reprint: Olms Verlag, Hildesheim 1966

Leibniz GW (1864–1866) Die Werke von Leibniz gemäss seinem handschriftlichen Nachlasse in der Königlichen Bibliothek zu Hannover. In: Klopp O (Hrsg) 1. Reihe: Historisch-politische und staatswissenschaftliche Schriften. Klindworth Verlag, Hannover

Leibniz GW (1875–1890) Die Philosophischen Schriften von Leibniz, 7 Bde. In: Gerhardt CI (Hrsg) Reprint: Olms Verlag, Hildesheim 1978 (Sigle = GP)

Leibniz GW (1923 ff.) Sämtliche Schriften und Briefe. In: Preußische (nunmehr Deutsche) Akademie der Wissenschaften zu Berlin (Hrsg). Akademie-Verlag, Berlin (Sigle = A)

Leibniz GW (1976) Directiones ad rem medicam pertinentes. Ein Manuskript G. W. Leibnizens aus den Jahren 1671/72 über die Medizin. In: Studia Leibnitiana 8. Franz Steiner Verlag, Stuttgart, S 40–68

Leibniz GW (1980) Der Briefwechsel zwischen Gottfried W. Leibniz und dem Professor der Medizin Günther Chr. Schelhammer. In: Günther G-A (Hrsg) Diss. med, Hannover

Leibniz GW (1982) Specimen Dynamicum. In: Dosch HG, Most GW, Rudolph E (Hrsg) Felix Meiner Verlag, Hamburg

Mahrenholtz M (1990) Leibniz' Literaturquellen zu einigen frühen Texten medizinischen Inhalts. In: Marchlewitz I, Heinekamp A (Hrsg) Leibniz' Auseinandersetzung mit Vorgängern und Zeitgenossen. Steiner Verlag, Stuttgart, S 350–357

Molière J-B (1971) Le Malade imaginaire. In: Couton G (Hrsg) Oeuvres completes. Gallimard, Paris

Pasini E (1996) Corpo e funzioni cognitive in Leibniz. Franco Angeli, Milano

Roth E (1995) Erkenntnis. In: Der Wunderdoktor. Rühm G (Hrsg) Sämtliche Werke. Klett-Cotta, Stuttgart

Rothschuh KE (1969) Leibniz und die Medizin seiner Zeit. In: Bargenda UW, Blühdorn J (Hrsg) Systemprinzip und Vielheit der Wissenschaften. Steiner, Wiesbaden, S 145–163

Schneiders W (1975) Sozietätspläne und Sozialutopie bei Leibniz. In: Studia Leibnitiana 7. Franz Steiner Verlag, Stuttgart, S 58–80

Smith JEH (2011) Divine Machines. Leibniz and the Sciences of Life. Princeton University Press, Oxford Princeton

Stahl GE (1708) Theoria medica vera. Waisenhaus Verlag, Halle

Steudel J (1960) Leibniz und die Medizin. Peter Hanstein Verlag, Bonn

Vierhaus R (1999) Leibniz' Akademiepläne und die Gründung der Göttinger Akademie. In: Breger H, Niewöhner F (Hrsg) Leibniz und Niedersachsen. Franz Steiner Verlag, Stuttgart, S 227–238

Karl Jaspers – Denker der Grenze

Thomas Fuchs

2.1 **Einleitung** – 28

2.2 **Biographie** – 29
2.2.1 Kindheit und Jugend – 29
2.2.2 Jaspers als Psychiater – 29
2.2.3 Übergang zur Philosophie – 31

2.3 **Jaspers' Philosophie** – 33

2.4 **Jaspers' Begriff der Grenzsituation** – 34

2.5 **Grenzsituation und Psychopathologie** – 35
2.5.1 Das Trauma als Grenzsituation – 35
2.5.2 Vulnerabilität für Grenzsituationen – 36
2.5.3 Zur existenziellen Therapie der Grenzsituationen – 39

2.6 **Zusammenfassung** – 40

Literatur – 41

© Springer-Verlag GmbH Deutschland 2017
H. Busche, T. Fuchs, *Zwei Philosophen der Medizin – Leibniz und Jaspers*,
DOI 10.1007/978-3-662-54025-1_2

> **Auf den Punkt gebracht**
> **Karl Jaspers – Psychiater, Philosoph und politischer Schriftsteller**
> Jaspers' Ziel als Psychiater war die Erfassung des Seelischen mit wissenschaftlicher Methodik. Die Phänomenologie war für ihn das Mittel zur Beschreibung und Ordnung seelischer Zustände, möglichst frei von Vorurteilen und theoretischen Voraussetzungen. Nach Jaspers kann es in der Psychopathologie kein einheitliches theoretisches System wie in den Naturwissenschaften geben, denn für ihn ist der Gegenstand der Psychologie und Psychopathologie in erster Linie der Mensch, dessen „Unendlichkeit" zu respektieren sei.
> Jaspers' Philosophie befasst sich u.a. mit menschlichen *Grenzsituationen* wie Krankheit, Leid, Tod und Schuld. Der von ihm geprägte Begriff beschreibt den Menschen widerfahrende, herausgehobene existenzielle Situationen, in denen den Betroffenen eine sonst verborgene existenzielle Wahrheit mit einem Mal bewusst wird – etwa die Grundsituation des unvermeidlichen Schuldigwerdens, die Unausweichlichkeit der Freiheit und Entscheidung, die Verletzlichkeit und Anfälligkeit des eigenen Leibes oder schließlich die unerbittliche Endlichkeit des Daseins. Gerade in solchen Grenzsituationen aber kann der Mensch zu einer selbst gewählten und selbst verantworteten Existenz finden.
> Jaspers war der Meinung, dass Philosophie auch gesellschaftspolitisch wirken muss, und er hat mit seinen Stellungnahmen maßgeblich in die gesellschaftlichen Debatten der neu gegründeten Bundesrepublik eingegriffen. Dabei ging es ihm vor allem um die Wahrung der Freiheit sowie um die Frage der Schuld für die NS-Verbrechen. Seine erste Vorlesung nach dem Krieg mit dem Titel „Die Schuldfrage" kann als Meilenstein des deutschen Nachkriegsdiskurses angesehen werden. Bis heute gilt Jaspers als eine der großen politisch-moralischen Autoritäten des Nachkriegsdeutschlands.

2.1 Einleitung

Karl Jaspers (1883–1969) gehört zu den bedeutendsten Denkern des 20. Jahrhunderts und ist weltweit einer der meistübersetzten deutschsprachigen Philosophen. Sein Werk ist das eines Grenzgängers, der in seinem Beruf von der Medizin und Psychiatrie zur Psychologie und schließlich zur Philosophie wechselte, der in der Nachkriegszeit engagiert am politischen Zeitgeschehen teilnahm und der in seinem Spätwerk die Grenzen der abendländischen Philosophie durch die Entwicklung einer neuen, interkulturellen „Weltphilosophie" überschritt. Eine entscheidende Rolle für seine Philosophie spielt schließlich der Gedanke der *Grenzsituationen*: Es sind den Menschen widerfahrende, herausgehobene existenzielle Situationen, die gerade durch ein Scheitern des bisherigen Lebensentwurfs den Blick auf das Umgreifende der Existenz eröffnen. Der folgende Beitrag stellt zunächst Jaspers' Leben und Werk in einem kurzen Überblick vor und dann seinen Begriff der Grenzsituationen in einen Zusammenhang mit psychischen Krisen und Erkrankungen.

2.2 Biographie

2.2.1 Kindheit und Jugend

Karl Jaspers wurde am 23. Februar 1883 in Oldenburg geboren. Die Familie war wohlhabend, der Vater Direktor der örtlichen Spar- und Leihkasse, die Mutter Tochter des oldenburgischen Landtagspräsidenten. Jaspers wuchs somit in liberal-konservativen und behüteten Verhältnissen auf. Im Alter von 8 Jahren erlebte er selbst wohl erstmals eine Grenzsituation, nämlich in der Begegnung mit dem Meer als der „anschaulichen Gegenwart des Unendlichen": Ihn faszinierte, wie er später schrieb, dass „alles in Bewegung, nirgends dieses Feste ist". „Im Umgang mit dem Meer" liegt von vornherein „die Stimmung des Philosophierens"; es wird „ergriffen von der Forderung, es aushalten zu können, dass nirgends der feste Boden ist, aber gerade dadurch der Grund der Dinge spricht" (Jaspers 1967, S. 15 f.).

Bereits der Gymnasiast zeigte eine unbestechliche Unabhängigkeit im Denken, die in der Oberstufe nicht selten zu Konflikten führte. Seinen „Geist der Opposition" gegen „Gehorsamssinn" und „wichtigtuerischen Philologengeist" bezeugte Jaspers noch bei der Abschiedsfeier. Als der Direktor ihn einlud, die lateinische Abiturrede zu halten, lehnte er mit den Worten ab: „Wir haben nicht so viel Latein gelernt, dass wir eine Rede halten können"; das wäre „eine Täuschung des Publikums". Der Direktor entließ Jaspers schließlich mit den Worten: „Aus Ihnen kann ja nichts werden, Sie sind organisch krank!" (ebd., S. 18)

Das traf tatsächlich zu, denn 1901 diagnostizierte sein Arzt Dr. Albert Fraenkel[1] bei Jaspers Bronchiektasen der Lunge – eine Erkrankung, die aufgrund der mangelnden Qualität der damaligen Röntgenaufnahmen von Fraenkel als wesentlich gravierender eingeschätzt wurde, als sie tatsächlich war, die Jaspers' Leben aber fortan wesentlich bestimmte. Unter der Überzeugung, schwer krank zu sein und früh sterben zu müssen, litt er lebenslang, obgleich er schließlich doch 86 Jahre alt wurde. Fraenkels Empfehlung lautete: Verzicht auf jegliche physische Anstrengung und regelmäßige Hygiene des Bronchialtrakts, um so gefährlichen Infektionen vorzubeugen. Damit waren früh die Weichen gestellt, denn Jaspers sah in der geistigen Tätigkeit letztlich die einzige Wirkungsmöglichkeit für sich.

Jaspers studierte zunächst Jura, dann Medizin in Göttingen und Heidelberg – nach eigener Aussage, „weil mir unter den praktischen Berufen der des Arztes am meisten erwünscht war. Heimlich hoffte ich [jedoch] auf eine wissenschaftliche Laufbahn, und zwar in der Philosophischen Fakultät" (zit. nach Engel 1983, S. 17). Er promovierte 1908 mit einer psychopathologischen Studie über „Heimweh und Verbrechen". Ein Jahr zuvor hatte er Gertrud Mayer kennengelernt, Tochter einer deutsch-jüdischen Kaufmannsfamilie, die er 1910 heiratete; er fand in ihr eine kluge, verständnisvolle und lebenslange Partnerin.

2.2.2 Jaspers als Psychiater

Bereits während des Studiums kam Jaspers zu der Einschätzung, dass die Psychiatrie für das Verstehen das „schwierigste Gebiet der Medizin" sei, und fühlte sich daher von ihr besonders

---

1 Albert Fraenkel (1864–1938) entwickelte u.a. die intravenöse Strophantintherapie und gründete die heutige Thoraxklinik in Heidelberg. Zu seiner Biographie vgl. Drings et al. (2004).

angezogen. 1909 begann er seine Tätigkeit als Assistent an der Heidelberger Psychiatrischen Klinik. Aufgrund seiner Krankheit wurde er allerdings von regelmäßiger Arbeit freigestellt und konnte sich ganz seiner Forschung widmen. Dafür verzichtete er auf jegliches Gehalt.

Anfang des 20. Jahrhunderts befand sich die Psychiatrie auf dem Stand klinischer Empirie ohne eine einheitliche wissenschaftliche Struktur. Theodor Meynert[2] und Carl Wernicke[3] standen für eine positivistisch-naturwissenschaftliche Psychiatrie, die im Seelischen lediglich ein Epiphänomen somatischer Vorgänge sah: Wissenschaftlich könne vom Psychischen nur gesprochen werden, sofern es anatomisch oder organisch dargestellt werde. Solche Annahmen entlarvte Jaspers 1913 in seiner „Allgemeinen Psychopathologie" als „durchaus fantastisch", als „Hirnmythologien" und „somatisches Vorurteil": Nicht ein einziger Hirnvorgang sei bekannt, der einem bestimmten seelischen Vorgang als Parallelerscheinung zuzuordnen sei (Fuchs 2013).

Um das Seelische wissenschaftlich zu erfassen, erschien Jaspers ein neuer methodologischer Ansatz erforderlich, den er in der Phänomenologie Edmund Husserls[4] fand: „Die Phänomenologie hat die Aufgabe, die seelischen Zustände, die die Kranken wirklich erleben, uns anschaulich zu vergegenwärtigen, (…) sie möglichst scharf zu begrenzen, zu unterscheiden und mit festen Termini zu belegen" (Jaspers 1973a, S. 47). Damit ist die Phänomenologie bei Jaspers, wie in den Frühschriften Husserls, vor allem deskriptiv angelegt, als Mittel zur Beschreibung und Ordnung seelischer Zustände, möglichst frei von Vorurteilen und theoretischen Voraussetzungen. Für Jaspers kann es in der Psychopathologie nämlich kein einheitliches theoretisches System wie in den Naturwissenschaften geben: „Eine Theorie, die die ‚richtige' wäre, ist nicht möglich" (ebd., S. 431). So sind Theorien für Jaspers „unumgängliche Irrtümer": „Sie müssen geschehen, um überwunden zu werden", denn „alle Dogmatik lähmt Entdeckungen" (ebd., S. 37).

Ein wesentlicher Grund für Jaspers' kritische Einstellung gegenüber Systemen liegt nicht zuletzt im Gegenstand der Psychologie und Psychopathologie selbst: Ihr Gegenstand ist der Mensch. Jede menschliche Äußerung versteht Jaspers als Erscheinung eines unbekannten, unendlichen Ganzen. So will seine Psychologie die „Unendlichkeit jedes Individuums" respektieren und von jeder „theoretischen Vergewaltigung" freihalten – daher nicht zuletzt auch Jaspers' lebenslange Gegnerschaft zur Psychoanalyse Sigmund Freuds. Zunächst verhielt sich Jaspers gegenüber der neuen Lehre noch reserviert, später kritisierte er sie heftig und teilweise polemisch: Sie sei ein „verwirrendes Durcheinander psychologischer Theorien" und eine „weltanschauliche oder Glaubensbewegung" (ebd., S. 680 f.). Nicht einverstanden war Jaspers zudem mit Freuds Annahme, „ungefähr alles Seelische auf Sexualität (…) als die einzige primäre Kraft zurückführen zu können". Jaspers seinerseits überging freilich das Thema Sexualität nahezu vollständig (Goddemeier 2008).

Von Wilhelm Dilthey übernahm Jaspers die Unterscheidung zwischen Erklären und Verstehen. Dilthey (1894) hatte die gegensätzlichen Methoden der Natur- und der Geisteswissenschaften auf die Formel gebracht: „Die Natur erklären wir, das Seelenleben verstehen wir." Jaspers unterschied zudem ein *statisches* oder gegenwärtiges Verstehen (Beschreiben, Abgrenzen, Benennen) und ein *genetisches* Verstehen. Genetisch verstehen wir, wie Seelisches aus Seelischem hervorgeht, etwa „wenn der Angegriffene zornig, der betrogene Liebhaber eifersüchtig wird" (Jaspers 1973a, S. 23). Die Psychologie nutzt beide Ansätze, sie erklärt und versteht; wesentlich ist nur, dass sie sich darüber im Klaren ist, welche Methode für welchen Gegenstand und welchen Aspekt angezeigt ist. Sie erklärt etwa alle Dinge, die sie als außerpsychisch oder organisch verursacht betrachtet.

---

2   Theodor Meinert (1833–1892), österreichischer Psychiater und Neuroanatom.
3   Carl Wernicke (1848–1905), deutscher Neurologe und Psychiater.
4   Edmund Husserl (1859–1938), österreichisch-deutscher Philosoph und Mathematiker.

Während dem Erklären für Jaspers keine prinzipiellen Grenzen gesetzt sind, ist das Verstehen eingeschränkt durch die Grenzen des Einfühlungsvermögens und der Einfühlbarkeit. Diese Grenzen gilt es immer wieder zu erweitern, gerade für den Psychiater, der es ja mit dem entfremdeten und daher oft fremdartigen seelischen Erleben und Verhalten seiner Patienten zu tun hat: „Aber der Gesunde, dessen Seele offen geworden ist an den Grenzen, untersucht im Psychopathologischen, was er selber der Möglichkeit nach ist" (ebd., S. 658) – dies ist wohl einer der bis heute nachdenkenswertesten Sätze aus der „Allgemeinen Psychopathologie". „Nichts Menschliches ist mir fremd", so könnte man mit Terenz[5] auch sagen, denn ich könnte als Arzt, als Psychiater in die gleiche Lage kommen wie meine Patienten.

Dennoch gibt es auch für Jaspers unüberwindbare Grenzen des Verstehens, und sie liegen in den Wahnphänomenen und Ich-Störungen der psychotischen, schizophrenen Patienten, die nach seiner Ansicht nur als Resultate von Gehirnfunktionsstörungen angesehen werden können. Dieses Jaspers'sche „Unverständlichkeitstheorem" beeinflusst die Psychopathologie bis heute maßgeblich, wird jedoch von anthropologisch und phänomenologisch orientierten Psychiatern zunehmend in Frage gestellt. Auch der Wahn hat demnach eine Funktion und Bedeutsamkeit, er lässt sich buchstäblich als Wahn-Sinn begreifen, denn er resultiert aus einer radikal neuen Sinngebung in einer zutiefst rätselhaft gewordenen Welt, auch wenn das Nachvollziehen und Begreifen des Wahns nicht mit den Mitteln der empirischen Psychologie oder der Tiefenpsychologie möglich ist.

2.2.3 Übergang zur Philosophie

Mit der „Allgemeinen Psychopathologie" kam Jaspers' Tätigkeit in der Psychiatrie an ihr Ende. 1913 habilitierte er sich mit dieser Schrift und wurde drei Jahre später Professor in Heidelberg, zunächst für Psychologie, ab 1922 für Philosophie. Das Werk *Psychologie der Weltanschauungen* (1919) markierte den Übergang vom philosophierenden Arzt zum Philosophen. Jaspers war in einer schwierigen Situation: Zwar bahnte sich sein Weg in die Philosophie seit Jahren an, doch hatte er sie nie als akademisches Studium betrieben. Mit diesem Mangel musste er sich neben Heinrich Rickert, dem bedeutendsten Schulphilosophen seiner Zeit, behaupten, der es ihm dabei nicht leicht machte. Mit Martin Heidegger hingegen verband Jaspers zunächst ein gemeinsames Interesse an den Grundfragen der Existenz und eine mehrjährige freundschaftliche Korrespondenz. Sie fand allerdings 1933 mit Heideggers berüchtigter Freiburger Rektoratsrede ein Ende, in der Heidegger sich dem NS-Staat als eine Art geistiger Führer anbot. Jaspers war und blieb hier unverführbar, nicht nur aufgrund seiner Ehe mit einer Jüdin, sondern weil er autoritären politischen Ideologien zeitlebens zutiefst misstraute.

Die Machtübernahme durch die Nationalsozialisten hielt Jaspers zunächst für eine „Operette" und hoffte auf ein schnelles Ende. Doch bald geriet er vor allem aufgrund seiner Ehe in Bedrängnis: 1937 wurde er von der Universität Heidelberg zwangspensioniert, 1943 erhielt er Publikationsverbot. Acht Jahre lang lebt das Ehepaar Jaspers in täglicher Angst vor einer drohenden Deportation und hielt im Schlafzimmer der Wohnung über Jahre eine tödliche Giftampulle bereit, um in diesem Fall den gemeinsam vereinbarten Suizid zu begehen. Auch dies bedeutete zweifellos eine Grenzsituation: „Das neue Leben ist nur noch möglich in Selbstmordbereitschaft", wie Jaspers im Tagebuch schreibt (Jaspers 1967b, S. 146). Im März 1945 erfuhr er, dass der Abtransport für den 14. April vorgesehen sei, und machte sich auf das

---

5 Terenz (ca. 190–159 v. Chr.), römischer Dichter.

Schlimmste gefasst. Doch im letzten Moment kam es nicht dazu – am 30. März besetzten die Amerikaner Heidelberg.

Nach dem Ende des Dritten Reiches gehörte Jaspers aufgrund seiner untadeligen Haltung zu denen, die von der amerikanischen Besatzung mit dem Wiederaufbau der Universität Heidelberg beauftragt wurden. Die wiedergewonnene Freiheit der Rede, der Lehre und der Publikation nutzte er, um seine Landsleute zur Gewissensprüfung und geistigen Umkehr aufzufordern. Mit Dolf Sternberger[6] gründete er die Zeitschrift „Die Wandlung", Gesprächsforum einer sittlich-politischen Erneuerung. Seine erste Vorlesung nach dem Krieg, die er unter dem Titel *Die Schuldfrage* 1946 publizierte, gilt als Meilenstein des deutschen Nachkriegsdiskurses. Doch von der weiteren politischen Entwicklung Deutschlands war Jaspers eher enttäuscht: Die Umkehr bleibt in seinen Augen aus. 1948 nahm er überraschend und zum Bedauern der Heidelberger Universität einen Ruf nach Basel an. Erst Jahrzehnte später sprach er öffentlich von den Gründen: Neben dem Wunsch, sein weiteres Leben ganz der Philosophie zu widmen, wollte er seiner Frau, die „unter den Gespenstern der Vergangenheit (…) unendlich litt", nicht zumuten, länger in Deutschland zu leben (Goddemeier 2008).

Von Basel aus entfaltete Jaspers eine ebenso umfang- wie einflussreiche Tätigkeit, deren Wirkung weit über die Philosophie hinausreichte: So waren unter seinen Schülern neben Philosophen ebenso Mediziner, Historiker, Literaturwissenschaftler, Filmemacher und Schriftsteller. Zu seinen Gesprächs- und Briefpartnern gehörten nicht nur Wissenschaftler anderer Disziplinen, sondern ebenso Politiker, Verleger, Richter oder Staatsmänner.

» Als politischer Schriftsteller, zu dem er sich von philosophischen und philosophiehistorischen Themen ausgehend zunehmend entwickelte, hat er mit seinen einschlägigen Schriften maßgeblich in die gesellschaftlichen Debatten der neu gegründeten Bundesrepublik eingegriffen und ist allein schon dadurch zu einer kultur- und politikgeschichtlich prägenden Figur geworden. (Heidelberger Akademie der Wissenschaften, www.haw.uni-heidelberg.de)

Für Jaspers stand fest, was in Deutschland immer umstritten war, nämlich dass Philosophie notwendig politisch werden, dass der Philosoph zu gesellschaftlichen Themen Stellung nehmen müsse.

» Als Repräsentant des „anderen Deutschland" wurde Jaspers bald zu einer moralischen Autorität. Seine größte Sorge galt der Wahrung der Freiheit, die er vornehmlich durch die totalitären Systeme, die atomare Aufrüstung der beiden Weltmächte und deren Blockpolitik, aber auch durch gefährliche Entwicklungen im eigenen Land wie die Verdrängung der Verbrechen der Nationalsozialisten oder die von ihm kritisierte Entstehung oligarchischer Regierungsstrukturen bedroht sah. (ebd.)

Als Reaktion auf die Wahl des ehemaligen NSDAP-Mitglieds Kurt Georg Kiesinger zum Bundeskanzler und auf die Verabschiedung der Notstandsgesetze 1968 erwarb Jaspers auch die Schweizer Staatsbürgerschaft.

In seinem letzten Lebensjahrzehnt über seine psychiatrische und philosophische Wirkung hinaus auch zu einer streitbaren und einflussreichen politisch-moralischen Autorität geworden, starb Karl Jaspers am 26. Februar 1969 in Basel.

---

6   Dolf Sternberger (1907–1989), deutscher Politikwissenschaftler und Journalist.

2.3 Jaspers' Philosophie

Jaspers' gesamtes Denken galt dem Versuch der Reorientierung in einer zutiefst fragwürdig gewordenen Welt; so wurde er zum Mitbegründer der Existenzphilosophie. 1932 erschien sein programmatisches Hauptwerk mit dem schlichten Titel *Philosophie* in drei Bänden. 1947 folgte seine Philosophische Logik (*Von der Wahrheit*), 1957 schließlich *Die großen Philosophen* – damit sind die umfangreichsten Werke des Denkers benannt.

Seiner Herkunft aus den praktischen Wissenschaften, der Medizin und Psychiatrie entsprechend, war Jaspers eine „historisierende Gelehrtenphilosophie" immer suspekt. Die Philosophie soll sich, so seine Forderung, dem faktischen Leben zuwenden; sie soll die Existenz auslegen oder, wie Jaspers sagt, „erhellen". Ihrem eigentlichen Auftrag wird sie daher nur als Existenzphilosophie gerecht, indem sie die Frage nach dem Sein stellt und das menschliche Dasein analysiert, ohne es wie die Wissenschaften positivistisch zu verobjektivieren oder es in einer theoretischen Allgemeinheit zu vergeistigen. „Sie muss um der existentiellen Wahrhaftigkeit willen auf eine objektive oder gar absolute Wahrheit verzichten und von ihr Abstand nehmen. Darum führt die Philosophie auch, streng genommen, zu keinem objektivierbaren Resultat; ihre Möglichkeit und Bedeutsamkeit liegen letztlich im existentiellen Räsonnement und Appell." (ebd.) In Jaspers' eigenen Worten: „Wahrheit, deren Richtigkeit ich beweisen kann, besteht ohne mich selber. (…) Wahrheit, aus der ich lebe, ist nur dadurch, dass ich mit ihr identisch werde." (Jaspers 1948, S. 11)

Als Gemeinsamkeit mit Heidegger lässt sich, trotz aller politischen und menschlichen Gegensätze, der Grundgedanke der Bezogenheit menschlicher Existenz auf das *Sein* schlechthin festhalten. Doch bei Jaspers bleibt dieses Sein ein Grenzbegriff. Alle Versuche, es mittels einer Kategorie zu fassen, erheben eine bestimmte Art vorkommenden Seins zum Sein schlechthin. Das ist jedoch unmöglich. Die Erkennbarkeit der Welt im Ganzen ist für Jaspers ein Aberglaube, wie er ihn im Marxismus, in der Psychoanalyse und in den Rassentheorien gegeben sieht. Hier haben sich Soziologie, Psychologie und Biologismus in Weltanschauungen verwandelt, die fälschlich glauben, das Ganze des Menschseins erfassen zu können.

Das Sein selbst ist ebenso ungreifbar wie der Mensch oder die Existenz. Man kann sie nicht durch Definitionen erfassen oder restlos beschreiben. Alles Sein, das wir wissen können, ist nicht das Sein schlechthin. Jaspers nennt *dieses* Sein „das Umgreifende" – ein bildhaftes Wort für das Bildlose, nicht in Worten Erfassbare. Weil wir das Sein nie als Ganzes überblicken können, kann es nur als *Grenze* bewusst werden, in der geistigen Bewegung des Überstiegs oder der Transzendenz. Aber diese Bewegung stößt eben nicht auf einen festen Grund, sondern nur auf nie vollständig entzifferbare Zeichen des Transzendenten – Jaspers nennt sie „Chiffren" (Jaspers 1970). Alle großen Philosophen haben nach Jaspers in derartigen Chiffren gedacht und gesprochen, weil sich anders das Absolute und die Wahrheit nicht darstellen, kommunizieren oder gemeinsam erleben lassen. Chiffren sind nicht, wie man meinen könnte, geheime Zeichen oder Symbole, sondern Denkerlebnisse, die dem Menschen materiell Nicht-Erfassbares vermitteln – etwa die Bilder des Alten Testaments als Chiffren für Gott oder das physikalische Weltall als Chiffre der an sich unfassbaren Natur.

Jedes Philosophieren drängt über die Grenze hinaus ins Umgreifende. Aber um eigentlich zu erfahren, was das Sein ist und was wir selbst sind, müssen wir auch über das Denken hinausgehen. Für diese existenzielle Erfahrung bedarf es dessen, was Jaspers die „Grenzsituationen" nennt. Dieser Begriff ist in die Alltagssprache eingegangen, als Grenz- oder Extremsituation. Jaspers meint damit freilich mehr als etwa eine unerträgliche Überforderung, einen extremen Nervenkitzel oder Ähnliches. Betrachten wir sein Konzept nun etwas näher.

2.4 Jaspers' Begriff der Grenzsituation

Grenzsituationen beruhen zunächst auf grundlegenden Situationen, die zur menschlichen Existenz, zur Conditio Humana gehören. Solche *Grundsituationen* bezeichnen nach Jaspers eine allen Menschen gemeinsame „Zerrissenheit im Sein", die Einheit und Geschlossenheit suche und dabei immer wieder scheitern müsse (Jaspers 1947, S. 703 ff.). Zu ihnen gehören vor allem die Unausweichlichkeit, leiden zu müssen, kämpfen zu müssen, dem Zufall oder der Krankheit ausgeliefert zu sein, notwendig schuldig zu werden und schließlich sterben zu müssen. In diesen Grundsituationen manifestiert sich nach Jaspers die antinomische Struktur der Existenz, d.h. die Widersprüche des Lebens, die sich nicht aufheben lassen, sondern letztlich ausgehalten werden müssen. Diese Grundsituationen bleiben aber meist im Hintergrund des Erlebens; sie werden erst dann zu *Grenzsituationen*, wenn sie aus dem bloß Allgemeinen heraustreten und für das Individuum zur erschütternden Erfahrung werden. Während zum Beispiel das Bewusstsein der Sterblichkeit meist etwas Allgemeines bleibt („Nun ja, wir müssen alle einmal sterben"), zeigt sich in einer Grenzsituation die Todesgefahr auf einmal als etwas, was mich selbst unmittelbar betrifft: „Mein Gott, ich werde ja tatsächlich sterben!" Mit einem Mal wird mir die Grundsituation bewusst als mein ureigenstes Schicksal, dem ich nicht entrinnen kann.

Grenzsituationen haben insofern den Charakter einer *Freilegung*. „In jeder Grenzsituation wird mir gleichsam der Boden unter den Füßen weggezogen" (Jaspers 1925, S. 249); es wird etwas zerbrochen, was Jaspers auch „Gehäuse" nennt. Gehäuse sind konsolidierte Gedankengebäude und Grundeinstellungen, die dem Menschen Schutz vor der Grenze und Sicherheit gegenüber existenziellen Infragestellungen vermitteln. Solche Gehäuse sind zwar bis zu einem gewissen Grad notwendig. Andererseits vermitteln sie letztlich trügerische Gefühle von Geborgenheit, Sicherheit oder Selbstgewissheit und verschleiern die Widersprüche des Daseins durch harmonisierende Weltbilder. Die existenzielle Grenze wird nun erfahren, wenn das „Gehäuse" zerbricht, also der Lebensentwurf mit seinen trügerischen Sicherheiten scheitert:

> » Die bewusste Erfahrung der Grenzsituationen, die vorher durch das feste Gehäuse der objektiv selbstverständlichen Lebensformen, Weltbilder, Glaubensvorstellungen verdeckt waren und die Bewegung der grenzenlosen Reflexion, des Dialektischen lassen einen Prozess beginnen, der das vorher selbstverständliche Gehäuse zur Auflösung bringt. (…) (J)etzt wird mehr oder weniger klar, was Gehäuse ist, und dieses [wird] als Bindung, Beschränkung oder als zweifelhaft erfahren, ohne die Kraft zum Haltgeben zu besitzen. (Jaspers 1925, S. 281)

In diesen Ausnahmeverfassungen stößt der Mensch an seine Grenzen, erfährt er Sinnlosigkeit und Einsamkeit unmittelbar, verliert er jede Gewissheit bis auf eine einzige: die Gewissheit der eigenen Existenz. Versuche, der Grenzsituation zu entgehen, nennt Jaspers „Ausweichen", „Verschleiern" oder „Verleugnen".

Aber auch die Annahme und das Aushalten der Grenzsituation können zu einer Lähmung führen, die das Handeln blockiert, wenn nicht ein existenzieller Entschluss erfolgt: das, was Jaspers das „Ergreifen der eigenen Existenz" nennt. In ihr entscheidet sich der Mensch für einen Weg des Handelns oder Lebens im Bewusstsein, dafür andere seiner Möglichkeiten nicht zu verwirklichen, womöglich auch unvermeidliche Schuld auf sich zu nehmen (Jaspers 1973b, S. 196). Weil dieser Entschluss nicht allein rationalen Argumenten folgt, kann er nicht auf andere Menschen übertragen oder durch andere vertreten werden. Es ist die höchste Form personaler Freiheit, nämlich in Grenzsituationen einzutreten, sich mit ihnen auseinanderzusetzen und damit gleichsam ein

Widerlager für den „Sprung" zur eigenen Existenz zu gewinnen. In Grenzsituationen zeigt sich, was ein Mensch ist und was er vermag. Sie konfrontieren den Menschen mit den Möglichkeiten „eigentlichen Selbstseins" – und dadurch auch mit seiner Freiheit und Verantwortung.

Zusammengefasst
In den Grenzsituationen von Leid, Schuld, Zufälligkeit des Schicksals und Tod erlebt der Mensch seine Ohnmacht und sein grundsätzliches Scheitern. In solchen Situationen wird für die Betroffenen eine sonst verborgene existenzielle Wahrheit unabweisbar – etwa die Grundsituation des unvermeidlichen Schuldigwerdens, die Unausweichlichkeit der Freiheit und Entscheidung, die Verletzlichkeit und Anfälligkeit des eigenen Leibes oder schließlich die unerbittliche Endlichkeit des Daseins. Diese ins Bewusstsein tretende Wahrheit der Grenzsituation ist zunächst unerträglich. Sie kann das seelische Gefüge auch so erschüttern, dass daraus psychische Krankheiten resultieren. Grenzsituationen muss man sozusagen „gewachsen sein" – sonst kann der Einbruch des Gehäuses oder das Scheitern eines Lebensentwurfs die Person auch in ihrem seelischen Kern treffen.

2.5 Grenzsituation und Psychopathologie

Im Folgenden will ich anhand einiger Beispiele näher erläutern, inwiefern Jaspers' Begriff der Grenzsituation auch für seelische Krisen und Krankheiten ebenso wie ihre Therapie fruchtbar gemacht werden kann.

2.5.1 Das Trauma als Grenzsituation

Beginnen wir mit der Grenzsituation, die sich im *Trauma* manifestiert – als unmittelbare Todesbedrohung oder Verletzung der körperlichen und psychischen Integrität. Der Betroffene ist nicht in der Lage, auf das Geschehene zu reagieren, und seine Überwältigung äußert sich in der Emotionslähmung, im Schock oder Stupor. Das Erlebnis der radikalen Ausgesetztheit und Überwältigung stellt eine Grenzsituation im Jaspers'schen Sinn dar. Traumatisierend wirkt das, was mich radikal überrascht und „aus der Fassung bringt", weil es all meinen Erwartungen und Vorkehrungen zuvorkommt (vgl. Waldenfels 2002, S. 326). Auch hier ist ein Gehäuse zerbrochen, nämlich das Gehäuse der Alltäglichkeit und ihrer lebensweltlichen Grundannahmen – die Welt sei ein grundsätzlich bergender, verlässlicher Ort. Nun hat sich ein Spalt in ihr aufgetan, aus dem die reale Möglichkeit von Gewalt, Verlassenheit und Tod hervorgeblickt hat. Die grundlegende, wenn auch für gewöhnlich unter dem Schleier der Alltäglichkeit verhüllte Ungeborgenheit der Existenz wird mit einem Mal sichtbar und hinterlässt eine bleibende Nachwirkung, die Traumatisierung.

Das Trauma stellt somit ein Ereignis dar, das sich nicht aneignen, nicht in einen Sinnzusammenhang stellen lässt. Der Verlust des Urvertrauens in die Welt bleibt auch über das akute Ereignis hinaus bestehen. Es bleibt die latente Empfindung eines wehrlosen Ausgesetztseins, einer atmosphärisch gespürten Bedrohung. So schreibt Jean Améry, dass es für den Überlebenden der Folter nie mehr möglich sei, sich irgendwo heimisch, sicher und vertraut zu fühlen (Améry 1966, S. 58). Das Trauma bringt den Betroffenen somit vor seine nackte Existenz; allerdings lässt es ihm nicht die Freiheit, in diese Grenzsituation einzutreten oder nicht, geschweige denn zu ihr Stellung zu nehmen. Es überwältigt ihn unmittelbar. Das „Gehäuse" zerbricht, doch erlaubt dies keinen Sprung zu einer neuen Stufe des Selbstseins. Stattdessen bleibt das Opfer gezeichnet von der Grenzerfahrung, der es ausgesetzt war – weder in der Lage, das Geschehene zu vergessen oder zu verdrängen, noch es für einen Zugewinn an Freiheit gegenüber den eigenen Ängsten zu nutzen. Die Grenzsituation des Traumas bleibt ein unüberwindbarer Fremdkörper im Leben, der nicht integriert werden kann – es sei denn, durch eine spezifische Therapie, die zu einer nachträglichen Auseinandersetzung mit der Grenzsituation und zu einer Neugewinnung der eigenen Ressourcen und Lebensmöglichkeiten führt.

2.5.2 Vulnerabilität für Grenzsituationen

Traumata können grundsätzlich jeden betreffen und mit einer Grenzsituation konfrontieren. Andererseits kann bei psychisch kranken Menschen auch die *Schwelle* verschoben sein, die das alltägliche Erleben von Grenzsituationen trennt. Sie sind gewissermaßen besonders sensibel für die existenzielle Bedeutung bestimmter Lebenssituationen. Dann können bereits relativ harmlose Widerfahrnisse zu Grenzsituationen werden, in denen plötzlich eine Wahrheit über die eigene Existenz ins Bewusstsein tritt – eine Wahrheit, die für den Betroffenen nicht erträglich ist und zum Auslöser einer Krankheit wird. Menschen, die zu psychischer Krankheit disponiert sind, bringen also eine „existenzielle Vulnerabilität" mit, eine besondere Empfindlichkeit oder Verletzlichkeit, die sie auch äußerlich unscheinbare Widerfahrnisse als Grenzsituationen erleben lässt (vgl. zu dieser Konzeption Holzhey-Kunz 1994 sowie Fuchs 2008).

- **Vulnerabilität gegenüber der Leiblichkeit**

Als erstes Beispiel können wir die Tatsache der körperlichen Verletzlichkeit und Sterblichkeit nehmen. Sie ist eine Grundsituation für alle Menschen, kann jedoch unter den Bedingungen existenzieller Vulnerabilität auch durch vergleichsweise harmlose Auslöser zur Grenzsituation werden. Ich gebe dafür eine Kasuistik:

Beispiel
Ein 64-jähriger Patient erkrankte ein halbes Jahr nach seiner Pensionierung an einer schweren wahnhaften Depression. Der Patient stammte aus einfachen Verhältnissen und aus einer überwiegend kränklichen Familie, von der er selbst etwas verächtlich berichtete. Er selbst hatte es durch härteste Arbeit und äußersten Ehrgeiz zum Personalleiter eines großen Unternehmens gebracht. Die Ehefrau berichtete, dass der Beruf für ihn immer an oberster Stelle gestanden habe, worunter Familie und Partnerschaft gelitten hätten. Er sei in 45 Berufsjahren nur zehn Tage krank gewesen. Bereits das Ende der Berufslaufbahn hatte ihm sehr zu schaffen gemacht. Unmittelbarer Auslöser der Erkrankung war nun die Extraktion dreier Zähne und die Einpassung einer schlecht sitzenden Zahnprothese – ein an sich kleiner Eingriff, der ihn aber zutiefst erschütterte. Die nun resultierende Depression war gekennzeichnet vom Gefühl des Zerfalls. Alle Kraft, so klagte der Patient, sei verschwunden, Arme und Beine gehorchten ihm nicht mehr. Er habe Raubbau an seiner Gesundheit betrieben, sich nicht um seine Familie gekümmert und erhalte nun die Quittung dafür. Das Leben sei für ihn zu Ende. Im weiteren Verlauf entwickeln sich Wahnideen: Der Todesschweiß stehe ihm auf der Stirn, man könne schon die Leichenflecken auf seinem Gesicht sehen. Man solle ihn in ein Leichenzimmer im Keller fahren und dort liegenlassen.

Der Lebensentwurf des Patienten war durch eine rigide Leistungsorientierung auf Kosten mitmenschlicher Beziehungen charakterisiert. Die Pensionierung jedoch beendete die lebenslang verfolgte Aufwärtsbewegung, und die Zahnentfernung brachte dem Patienten mit einem Mal die immer verdrängte, ja an anderen verachtete Verletzlichkeit seiner Existenz zu Bewusstsein.

Das beharrlich Verleugnete, aber latent Gefürchtete, mit dem sich der Patient nicht auseinandergesetzt und dem er nun nichts entgegenzusetzen hatte, forderte seinen Tribut. Der Sturz in die Depression war die Antwort auf ein Widerfahrnis, in dem sich das bisherige Gehäuse der Unverletzlichkeit und unaufhörlichen Leistung als täuschender Schein entpuppte. Die zutage getretene Grenzsituation konnte der Patient nicht annehmen, das Leben unter ihren Bedingungen nicht mehr fortführen. Der depressive Wahn erschien vor diesem Hintergrund als eine Überwältigung durch die Schattenseite des eigenen Daseins: Altern und Krankheit, Schuld und Versäumnis, Tod.

- **Vulnerabilität gegenüber Freiheit und Schuld**

Eine andere Form der Vulnerabilität besteht gegenüber der existenziellen Implikation der *Freiheit*: Jede Entscheidung bedeutet Übergang von der Fülle der Möglichkeiten zur Bestimmtheit der Wirklichkeit, die aber als schwer erträgliche Einschränkung und als mögliche Verfehlung erlebt werden kann. Bei einer besonderen Sensibilität für Entscheidungssituationen, wie sie etwa bei zwanghaften (anankastischen) und perfektionistischen Persönlichkeiten auftritt, muss jede Entscheidung zu einem ernsthaften Problem werden. Das Überlegen kommt dann an kein Ende mehr; Spontaneität und Sicherheit des Entschlusses, selbst wenn er schließlich getroffen wird, sind verloren. Eine weitere Kasuistik soll dies illustrieren:

Beispiel

Ein 33-jähriger Student der Zahnmedizin sucht psychotherapeutische Hilfe, da seine Abschlussprüfungen bevorstehen und er nicht mehr in der Lage ist, sich konzentriert vorzubereiten. Im Gespräch wird deutlich, dass er schon seit Jahren unter einer Zwangssymptomatik leidet, die von ständigem Grübeln über Zwangsgedanken bis zu Kontrollzwängen reicht. Immer wieder müsse er durchdenken, ob er in den vergangenen Tagen die richtigen Entscheidungen getroffen habe, meist bereue er seine Entschlüsse und mache sich Vorwürfe. Jede Entscheidung würde er am liebsten wieder rückgängig machen, auch wenn sie sich gar nicht unbedingt als falsch oder schädlich herausstelle. Das mache ihm inzwischen schon Einkäufe zur Qual, denn im Geschäft schwanke er manchmal über eine Stunde zwischen den verschiedenen Angeboten hin und her, und wenn er dann zugreife, grübele er noch tagelang darüber nach, ob er nicht doch besser den anderen Artikel gekauft hätte. „Immer denke ich, auf dem falschen Gleis zu sein, und möchte wieder zu den Weichen zurück (…) Ich kann nicht akzeptieren, dass seither schon wieder Zeit vergangen ist, und gerate darüber regelrecht in Verzweiflung." In letzter Zeit habe ihn zunehmend Panik ergriffen, denn mit dem Abschluss des Studiums stünden nun noch schwierigere Entscheidungen bevor.

Die mit jeder Entscheidung verbundene Ungewissheit und gleichzeitige Endgültigkeit sind für den Patienten unerträglich. Er möchte die Zeit anhalten und nichts vergangen werden lassen, denn nicht bestimmte Entscheidungen, sondern *dass überhaupt* eine Möglichkeit unwiderruflich Wirklichkeit werden muss, lässt ihn verzweifeln. Der Abschluss des Studiums wird nun zur Grenzsituation, denn der damit eröffnete neue Möglichkeitsraum bedeutet für den Patienten keine Befreiung, sondern im Gegenteil die Angst vor der Fülle der Möglichkeiten, vor neuen, qualvollen Entscheidungen und Festlegungen – er löst also gewissermaßen eine existenzielle Agoraphobie, also eine „Weite"- oder „Leereangst" aus.

Dass im Versuch, die mit jeder Entscheidung unwiderruflich ablaufende Lebenszeit aufzuhalten, auch eine latente Todesangst mitschwingt, insofern jede Entscheidung als Lebenseinschränkung uns dem Tod näher bringt, kann hier nur angedeutet werden. Hinter der Grenzsituation der Entscheidung steht also letztlich auch die Grenzsituation des Todes. Gerade bei Zwangsneurotikern dienen die Rituale, Zwänge, Wiederholungen und Hemmungen nicht zuletzt der Abwehr unbewusster Todesängste (vgl. dazu ausführlicher Meyer 1979 sowie Fuchs 2003). Das zwangsneurotische Bemühen um die Beseitigung aller Unreinheit soll die Angst vor dem unaufhaltsamen Verfall alles Irdischen bannen, den Ekel vor der Auflösung des Lebendigen in Moder und Schmutz überwinden (vgl. von Gebsattel 1954). Ebenso ist ein treibendes, wenngleich untergründiges Motiv für die Kontrollzwänge die Angst vor der Zufälligkeit und Unwägbarkeit des Schicksals.

Aber auch unabhängig von solchen zwangsneurotischen Persönlichkeitszügen kann die antinomische Tatsache, dass die Realisierung von Freiheit immer nur um den Preis einer Einschränkung von Möglichkeiten geschehen kann, zu einer tiefgreifenden Angst vor Entscheidung und Bindung führen, und damit zu einer grundlegenden neurotischen Fehlhaltung, die Jaspers folgendermaßen beschrieben hat:

> Ein Ausweg wird gesucht: Im Verwirklichen sollen keine Möglichkeiten verloren gehen. Daher geschieht die Verwirklichung mit dem inneren Vorbehalt, nichts endgültig zu ergreifen, vielmehr in der Realisierung die Realität gleichsam zu verleugnen. Es soll nur ein Versuch sein, den man rückgängig machen kann. Das Leben wird Versuch und Wechsel. Selbstidentifizierung im Wagnis des „für immer und ewig" wird verleugnet. Denn jede Begrenzung wird als Gefängnis erfahren. (…) Der Wille zur Bewahrung der unendlichen Möglichkeit verwirft die Bindung in der Wirklichkeit. (…) Die augenblickliche Verwirklichung bleibt ohne Ernst, weil mit dem Vorbehalt, sie zugunsten einer anderen wieder zu verlassen. Die unverbindliche Teilnahme ohne eigentliche Verwirklichung hält das Leben in der Unentschiedenheit fest, in der alles Berührte auch verraten, Treulosigkeit zum Prinzip wird. (Jaspers 1962, S. 316 und 318)

Jaspers beschreibt hier eine „neurotische Vorläufigkeit" oder „Uneigentlichkeit" als keineswegs seltene Lebenshaltung, wie wir sie etwa bei narzisstischen Persönlichkeiten finden. Sie entspricht häufig dem Typus des „puer aeternus", des ewigen Jünglings, der in seinen Beziehungen und Entscheidungen im Unverbindlichen bleibt, um auf diese Weise der beängstigenden Grundsituation der zunehmenden Einengung von Möglichkeiten zu entgehen. Hier ist es also kein starres „Gehäuse", das die Konfrontation mit existenziellen Wahrheiten verhindert, sondern eher umgekehrt die Vermeidung jeder Festlegung.

Ein Gehäuse, das der *Vermeidung* von Grenzsituationen der Freiheit dient, finden wir hingegen bei den Persönlichkeiten, die zu Depressionen neigen und deren Struktur der Heidelberger Psychiater Tellenbach (1983) als „Typus Melancholicus" beschrieben hat. Solche Menschen sind charakterisiert durch penible Ordentlichkeit, selbstlose Pflichterfüllung, rigide Orientierung an äußeren Normen und enge, oft symbiotische Beziehungen zu den nächsten Bezugspersonen. Auch bei diesen Patienten können aus Entscheidungskrisen akute depressive Erkrankungen resultieren.

Beispiel
So erkrankte eine 55-jährige Frau, die sich lange mit der Entscheidung gequält hatte, ob sie ihr Haus verkaufen solle, das ihr nach dem Tod ihres Mannes zu groß geworden war, um in eine kleinere Wohnung umzuziehen. Auf vielfachen Ratschlag ihrer Umgebung hin hatte sie sich schließlich zum Verkauf durchgerungen, geriet jedoch bald darauf in eine schwere Krise, in der sie ihren Entschluss bitter bereute, sich heftige Vorwürfe machte und schließlich in eine tiefe Depression fiel. In ihrer Krankheit klagte sie unaufhörlich über ihre Fehlentscheidung; sie habe einen schweren finanziellen Verlust erlitten, ihren Kindern irreparablen Schaden zugefügt und sei gar nicht zu einem Umzug in der Lage. Wie sich in der weiteren Therapie nach Besserung der akuten Krankheit zeigte, waren es offensichtlich vor allem zwei Momente der Entscheidung, die

für die Patientin unerträglich waren: zum einen ihre Unwiderruflichkeit, die verknüpft war mit der endgültigen Anerkennung des Todes ihres Mannes, mit dem sie über 20 Jahre in dem Haus zusammengelebt hatte; zum anderen hatte sie zum ersten Mal eine grundlegende Lebensentscheidung ohne ihren Mann zu treffen, was ihre Einsamkeit und letztlich ihre unaufhebbare Eigenverantwortung offenbarte.

Wie viele zu einer Depression veranlagte Menschen war die Patientin in besonderer Weise sensibel und damit vulnerabel für die existenzielle Dimension einer Entscheidung, nämlich für die Unwiderruflichkeit, Eigenverantwortung und Einsamkeit des Entschlusses, nicht zuletzt für die damit verbundene Schuld. Jede Entscheidung lässt ja auch schuldig werden an vergebenen Möglichkeiten oder Alternativen, die nicht realisiert werden können. Freilich steht nicht hinter jeder alltäglichen Unschlüssigkeit oder Entscheidungsschwäche bereits eine Grenzsituation. Doch wenn daraus eine ernsthafte psychische Krankheit resultiert, liegt die Vermutung nahe, dass es um mehr geht als den jeweiligen Konflikt, nämlich um seine tiefere, existenzielle Bedeutung. Für solche Menschen bedeutet die Einsamkeit der Entscheidung eine grundlegende Enttäuschung, in der sich ihr bisher aufrechterhaltenes Gehäuse als Illusion entpuppt: Trotz aller Vorkehrungen können sie der Last, ihr Leben ohne letzte Absicherung, allein und ungesichert führen zu müssen, nicht entkommen.

2.5.3 Zur existenziellen Therapie der Grenzsituationen

Ich habe einige Beispiele für existenzielle Vulnerabilität angeführt: Die hypochondrische Sensibilität für die Gefährdung der leiblichen Existenz; die anankastische Vulnerabilität gegenüber der Offenheit der Möglichkeiten und die depressive Vulnerabilität gegenüber Freiheit und Schuld, die vor allem Entscheidungssituationen zu Grenzsituationen werden lassen kann. Unabhängig von einer individuellen Anfälligkeit stellt schließlich das Trauma als vitale Bedrohung die Grenzsituation der existenziellen Ungeborgenheit schlechthin dar. In diesen Beispielen deutet sich an, dass sich geradezu eine allgemeine „Psychopathologie der Grenzsituationen" entwickeln ließe (Fuchs 2008).

Eine Therapie, die Jaspers folgend diesen existenziellen Hintergrund psychischer Krankheit im Blick hat, wird sich nicht darauf beschränken, zur kurzfristigen Entlastung, Erholung und Wiederherstellung der Arbeitsfähigkeit beizutragen. Sie wird vielmehr die Grenzsituation als Möglichkeit nutzen, die Patienten zu einer Offenheit für ihre existenziellen Grundsituationen zu führen und eine neue, selbst verantwortete Form ihres Lebens zu finden. Das ist die Aufgabe der Kommunikation, die Jaspers die „existenzielle" nennt. Es ist die Form der Therapie, in der Therapeut und Patient als gleichermaßen von den Widersprüchen der Existenz betroffene Menschen einander begegnen, auch wenn das professionelle Verhältnis dabei erhalten bleibt. Jaspers bezeichnet diesen Weg in seiner Philosophie auch als „Existenzerhellung".

Ihr erster Schritt ist die unumschränkte Annahme der Grenzsituation und ihrer Implikationen. Dies geschieht im Wahrnehmen der eigenen Ohnmacht, des Scheiterns der bisherigen Lösungsversuche, die ja meist dem gewohnten Gehäuse verhaftet bleiben: *Nun aber kann ich meine Probleme nicht mehr verdrängen, nicht mehr auf die Umstände abschieben. Ich bin unauflösbar mit dieser Situation verbunden, sie ist jetzt die meine.* Es geht also um das Eintreten in die Grenzsituation und ihre Annahme – um das, was Jaspers auch als „aktive Resignation" bezeichnet. „Wahre Resignation ist aktiv, bringt hervor, wenn im Scheitern die Ohnmacht erfahren wird" (Jaspers 1973b, S. 144). Sie bedeutet nicht, dem Leiden zu unterliegen und sich selbst aufzugeben, sondern vielmehr den verzweifelten Kampf *gegen* das Leiden aufzugeben und wirklich in die Grenzsituation einzutreten. Erst dies befreit zur Offenheit für den nächsten Schritt: das *Erkennen des eigenen Gehäuses*, der Illusionen und Grundannahmen, die bisher nur eine brüchige Sicherheit vermittelt haben. Hier ist die psychotherapeutische Arbeit der Existenzerhellung daher von besonderer Bedeutung. Sie kann dem Patienten helfen, seine grundlegenden Orientierungen zu erkennen und zugleich in Frage zu stellen.

Diese Arbeit mündet schließlich in den entscheidenden Schritt der Therapie. Er entspricht dem, was Jaspers den „existenziellen Entschluss" oder – etwas pathetisch – das „Ergreifen der Existenz" nennt. In der Grenzsituation kann ein Mensch seinen Lebensentwurf revidieren, also neu entscheiden, wer er sein und wofür er leben will. Bis dahin hat sich der Patient primär als Opfer der äußeren Umstände und der inneren Antriebe erlebt. Nun geht es um die Übernahme der eigenen Verantwortung für eine Selbstwahl: *Dies ist mein Weg, den niemand für mich gehen kann. Ich bejahe und verantworte jetzt mein Leben, auch wenn ich es nicht in der Hand habe.* Entscheidend ist also der Entschluss für einen Weg in dem Bewusstsein der Unvollständigkeit und der Absage an andere Wege.

In diesem Entschluss geht es letztlich immer auch um eine neue existenzielle Sinnorientierung. Auch hier kann ein bereits erwähnter zentraler Begriff von Jaspers hilfreich sein, nämlich der des „Umgreifenden". Das Umgreifende bezeichnet eine Sphäre umfassender Ganzheit, die von uns nicht zu erfassen ist, auf welche die menschliche Existenz mit ihrer Tendenz zur Selbsttranszendenz aber immer schon ausgerichtet ist und aus der wir unser Leben als *gegeben* und nicht selbst gemacht erfahren. Diese Erfahrung, sich selbst als gegeben und als Teil eines Ganzen zu erleben, kann in der Therapie wieder zutage gefördert werden. In der einen oder anderen Weise wird die anstehende Neuorientierung immer mit einer Erweiterung des Selbst, mit einer Selbsttranszendenz verknüpft sein. Die Erfahrung des Eingebettetseins in die Natur, die Zugehörigkeit zu einer menschlichen Gemeinschaft und schließlich die Übung in kontemplativen Verfahren sind wohl die wichtigsten Möglichkeiten, das Umgreifende auch in einer konkreten Weise zu erfahren.

2.6 Zusammenfassung

Karl Jaspers war nicht nur ein Grenzgänger, sondern zeitlebens auch ein Denker der Grenze. Wir verdanken ihm die Einsicht, dass die menschliche Existenz nicht harmonisch aufgeht, sondern sich notwendig in Widersprüche verstrickt, auch wenn sich diese lange hinter den Wänden eines Gehäuses von vertrauten Überzeugungen und illusionären Sicherheiten verbergen lassen. In den Grenzsituationen zerbricht das vermeintlich sichere Gehäuse, die Antinomien des menschlichen Daseins werden sichtbar, und der bisherige Lebensentwurf vermag nicht mehr weiter zu tragen.

In dieser Erfahrung des Scheiterns steht das Individuum vor der Wahl, entweder vor der Grenzsituation auszuweichen, sie zu verleugnen, oder aber sich ihr zu stellen und aus ihr den Impuls zum Ergreifen der eigenen Existenz zu gewinnen. Dann kann es die Erfahrung der Grenze gleichsam als Sprungbrett für eine neue, von trügerischen Sicherheiten befreite Selbstwahl nutzen. In der angenommenen Grenzsituation wird auch die Selbsttranszendenz wieder möglich, also die Erfahrung eines sich aus dem Umgreifenden heraus gegebenen, erweiterten und in einem größeren Ganzen aufgehobenen Selbst:

» Der Ursprung in den Grenzsituationen bringt den Grundantrieb, im Scheitern den Weg zum Sein zu gewinnen. (…) In den Grenzsituationen zeigt sich entweder das Nichts, oder es wird fühlbar, was trotz und über allem verschwindenden Weltsein eigentlich ist. (Jaspers 1971, S. 20)

Dabei ist der Weg zur Existenz aber kein Weg des Einzelnen in seine Einsamkeit. In der „existenziellen Kommunikation" erfahren sich Arzt und Patient, Therapeut und Klient vielmehr als verbunden, gerade im Bewusstsein der Grundsituationen, die uns als Menschen gemeinsam sind, auch wenn sich jeder selbst der Wahrheit seiner Existenz stellen muss. Für Jaspers liegt eine wesentliche Aufgabe des Psychiaters und Psychotherapeuten darin, dem Patienten zu helfen, die existenziellen Implikationen seiner Krise zu erkennen und sie nicht nur als selbst verschuldetes Missgeschick, sondern als Ausdruck der menschlichen Grundsituation zu verstehen, an der wir alle teilnehmen und auch leiden. Dies ist für Jaspers auch der letzte Grund der Philosophie; denn philosophisch wahr ist ihm ein Gedanke nur „in dem Maß, als der Denkvollzug Kommunikation fördert", oder kurz: „Wahrheit ist, was uns verbindet." Jaspers als Denker der Grenze und der Grenzsituation ist damit auch Denker der Kommunikation im Bewusstsein des uns Umgreifenden.

Literatur

Améry J (1966) Jenseits von Schuld und Sühne. Bewältigungsversuche eines Überwältigten. Kindler, München
Dilthey W (1894) Ideen über eine beschreibende und zergliedernde Psychologie, 6. Aufl. Ges. Schriften, Bd V, 6. Aufl. Teubner, Stuttgart 1974, S 139–240
Drings P, Thierfelder J, Weidmann B, Willig F (2004) Albert Fraenkel – Ein Arztleben in Licht und Schatten 1864–1938. Ecomed, Landsberg
Engel W (1983) Kindheit, Jugend, Studium. In: Leonhard J-F (Hrsg) Karl Jaspers in seiner Heidelberger Zeit. Heidelberger Verlagsanstalt, Heidelberg, S 13–21
Fuchs T (2003) Leiden an der Sterblichkeit. Formen neurotischer Todesverleugnung. Zeitschrift für klinische Psychologie, Psychiatrie und Psychotherapie 51: 41–50
Fuchs T (2008) Existenzielle Vulnerabilität. Ansätze zu einer Psychopathologie der Grenzsituationen. In: Rinofner-Kreidl S, Wiltsche H (Hrsg) Karl Jaspers' ‚Allgemeine Psychopathologie' zwischen Wissenschaft, Philosophie und Praxis. Königshausen & Neumann, Würzburg, S 95–104
Fuchs T (2013) Hirnmythologien. Jaspers' Reduktionismus-Kritik heute. In: Fuchs T, Micali S, Wandruszka B (Hrsg) Karl Jaspers – Phänomenologie und Psychopathologie. Alber, Freiburg/München, S 13–24
Gebsattel VE v (1954) Die Welt des Zwangskranken. In: Prolegomena zu einer medizinischen Anthropologie. Springer, Berlin Göttingen Heidelberg, S 74–128
Goddemeier G (2008) Karl Jaspers: Psychopathologie und Existenzphilosophie. Deutsches Ärzteblatt PP 7: 110–111
Holzhey-Kunz A (1994) Leiden am Dasein. Die Daseinsanalyse und die Aufgabe einer Hermeneutik psychopathologischer Phänomene. Passagen Verlag, Wien
Jaspers K (1925) Psychologie der Weltanschauungen, 3. Aufl. Springer, Berlin
Jaspers K (1932) Philosophie. 3 Bde (I. Philosophische Weltorientierung; II. Existenzerhellung; III. Metaphysik). Springer, Berlin
Jaspers K (1946) Die Schuldfrage. Lambert Schneider, Heidelberg
Jaspers K (1947) Von der Wahrheit. Piper, München
Jaspers K (1948) Der philosophische Glaube. Fünf Vorlesungen. Artemis, München/Zürich
Jaspers K (1957) Die großen Philosophen. Piper, München
Jaspers K (1962) Der philosophische Glaube angesichts der Offenbarung, 3. Aufl. Piper, München 1984
Jaspers K (1967a) Ein Selbstporträt. In: Saner H (Hrsg) Karl Jaspers. Schicksal und Wille. Autobiographische Schriften. Piper, München, S 15–38
Jaspers K (1967b) Tagebuch 1939–1942. In: Saner H (Hrsg) Karl Jaspers. Schicksal und Wille. Autobiographische Schriften. Piper, München, S 143–163
Jaspers K (1970) Chiffren der Transzendenz. Eine Vorlesung aus dem Jahr 1961, Piper, München
Jaspers K (1971) Einführung in die Philosophie. Piper, München
Jaspers K (1973a) Allgemeine Psychopathologie, 9. Aufl. Springer, Berlin Heidelberg New York
Jaspers K (1973b) Philosophie II, Existenzerhellung, 4. Aufl. Springer, Berlin Heidelberg New York
Meyer JE (1979) Todesangst und das Todesbewusstsein der Gegenwart. Springer, Berlin Heidelberg New York

Tellenbach H (1983) Melancholie. Problemgeschichte, Endogenität, Typologie, Pathogenese, Klinik, 4. Aufl. Springer, Berlin Heidelberg New York

Waldenfels B (2002) Bruchlinien der Erfahrung. Phänomenologie, Psychoanalyse, Phänomenotechnik. Suhrkamp, Frankfurt/M.

- **Internetadresse**

Heidelberger Akademie der Wissenschaften: Kommentierte Karl-Jaspers-Edition (www.haw.uni-heidelberg.de/md/haw/forschung/forschungsstellen/brosch._karl-jaspers-edition_23.9.pdf) (Zuletzt gesehen: 06.12.2016)

Serviceteil

Stichwortverzeichnis – 44

© Springer-Verlag GmbH Deutschland 2017
H. Busche, T. Fuchs, *Zwei Philosophen der Medizin – Leibniz und Jaspers*,
DOI 10.1007/978-3-662-54025-1

Stichwortverzeichnis

A

Äther 14

D

Depression 37
Deutscher Nachkriegsdiskurs 32
Dynamismus 10

E

Ethik 10
Existenzielle Sinnorientierung 40

F

Freiheit 35

G

Geistesmedizin 10
Gesundheitswesen 2
Grenzsituation 29, 34
Grundsituation 34

H

Humoralpathologie 18

I

Intelligenzflucht 5

J

Jaspers 27

L

Leiblichkeit 36
Leibniz 1
Lichtäther 14

M

Maschine 14
Mathematisierung 2
Mechanizismus 10
Medizin des Geistes 10
Medizinische Experimentalkultur 21
Metaempirische Materie 15
Mikroskopie 19

N

Naturrecht 9
Neurotische Vorläufigkeit 38
Notstandsgesetze 32
Nutzbarmachung des Wissens 4

P

Politik 10
Psychiatrie 28
Psychoanalyse 30
Psychologie 28
Psychomorphismus 10
Psychopathologie 28
Psychotherapie 24

R

Reform des Gesundheitswesens 19

S

Schuld 37
Seele 16
Stipendien 5
Substantielles Band 16

T

Technisierung 2
Transzendenz 33
Trauma 35

U

Uneigentlichkeit 38
Unverständlichkeitstheorem 31
Ursachenforschung 2

V

Verantwortung 35
Verbesserung der Medizin 6
Vulnerabilität 36

W

Wissenschaftsreform 3

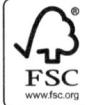

MIX
Papier aus verantwortungsvollen Quellen
Paper from responsible sources
FSC® C105338

If you have any concerns about our products,
you can contact us on
ProductSafety@springernature.com

In case Publisher is established outside the EU,
the EU authorized representative is:
Springer Nature Customer Service Center GmbH
Europaplatz 3, 69115 Heidelberg, Germany

Printed by Libri Plureos GmbH
in Hamburg, Germany